# Comprendre les symptômes
# génitaux féminins

Dr. Caroline Bradbeer

**IMPORTANT**

Ce livre ne vise pas à remplacer les conseils médicaux personnalisés, mais plutôt à les compléter et à aider les patients à mieux comprendre leur problème.

Avant d'entreprendre toute forme de traitement, vous devriez toujours consulter votre médecin.

Il est également important de souligner que la médecine évolue rapidement et que certains des renseignements sur les médicaments et les traitements contenus dans ce livre pourraient rapidement devenir dépassés.

© Family Doctor Publications 2000-2008
Paru sous le titre original de : *Understanding Thrush, Cystitis and Women's Genital Symptoms*

LES PUBLICATIONS MODUS VIVENDI INC.
55, rue Jean-Talon Ouest, 2ᵉ étage
Montréal (Québec) Canada  H2R 2W8

Directeur général : Marc Alain
Design de la couverture : Catherine Houle
Infographie : Transmédia
Traduit de l'anglais par : Ghislaine René de Cotret

ISBN-13 978-2-89523-500-2

Dépôt légal - Bibliothèque et Archives nationales du Québec, 2008
Dépôt légal - Bibliothèque et archives Canada, 2008

Nous reconnaissons l'aide financière du gouvernement du Canada par l'entremise du Programme d'aide au développement de l'industrie de l'édition (PADIÉ) pour nos activités d'édition.

Gouvernement du Québec — Programme de crédit d'impôt pour l'édition de livres — Gestion SODEC

# Table des matières

# L'auteur

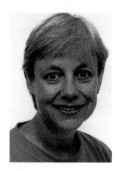

**Dr. Caroline Bradbeer**
est conseillère experte en
problèmes génito-urinaires au
Guy's and St-Thomas' Hospital, à
Londres, en Angleterre, depuis
1987. Sa recherche se concentre
sur des troubles comme la
candidose, les frottis anormaux et
les infections au VIH. Elle offre
aussi ses services en pratique privée
dans le but d'améliorer les soins de
santé sexuelle qui y sont dispensés.

# Introduction

## Quelle est la cause des symptômes génitaux chez la femme ?

Les symptômes génitaux chez la femme sont habituellement attribués à deux causes : la candidose et la cystite. Ces deux problèmes sont plutôt courants, mais ils ne sont pas les seuls à toucher l'appareil génital féminin. Un faux diagnostic et un traitement inapproprié ne peuvent que faire durer le problème.

Par exemple, on prescrit habituellement des antibiotiques afin de traiter une infection urinaire comme la cystite. En revanche, si vous souffrez en fait d'une infection à la levure, comme la candidose, les antibiotiques ne feront qu'aggraver vos symptômes, car ils vont détruire les « bonnes » bactéries vaginales qui vous protègent contre les infections à la levure.

Voici un autre exemple : les démangeaisons. La candidose est la cause la plus connue de démangeaisons autour de la vulve (région génitale externe chez la femme). Toutefois, d'autres troubles cutanés comme l'eczéma ou le psoriasis peuvent être à l'origine du problème, exigeant leur propre forme de traitement.

Même un diagnostic juste et un traitement appro-prié ne viennent pas toujours à bout du problème. Les symptômes peuvent réapparaître et c'est souvent la récurrence qui cause le plus de problèmes.

## Ce livret peut vous aider

Toute femme éprouve des symptômes d'infection ou une irritation de ses parties génitales à un moment ou à un autre. Cela peut entraîner un sentiment d'isole-ment, car la plupart des femmes n'osent pas discuter de leurs problèmes personnels, même avec leurs amies les plus intimes. Vous pourriez même redouter d'avoir une infection transmise sexuellement (ITS).

Il est difficile de faire soi-même un examen visuel de la partie lésée afin de déterminer le problème. Il est également gênant de demander à quelqu'un de le faire pour vous. Le présent ouvrage est destiné à vous venir en aide dans le cas d'infections génitales ou de troubles des voies urinaires afin que vous puissiez, dans la mesure du possible, cerner le problème et connaître des façons d'y remédier.

## Comment utiliser cet ouvrage

Comprendre le fonctionnement de l'organisme humain n'est pas simple si on ne connaît pas la fonction de chaque appareil ou système corporel, ni la nature de leur interaction. Bon nombre des affections touchant les voies génitales féminines sont faciles à reconnaître et la plupart des femmes peuvent arriver à diagnos-tiquer leur problème.

### De l'aide pour évaluer le problème

Quelques connaissances générales vous permettront souvent d'évaluer votre problème presque aussi bien

# Les organes sexuels féminins

Voici une coupe transversale du bassin. Elle montre les organes sexuels féminins par rapport à la position de l'intestin et de la vessie.

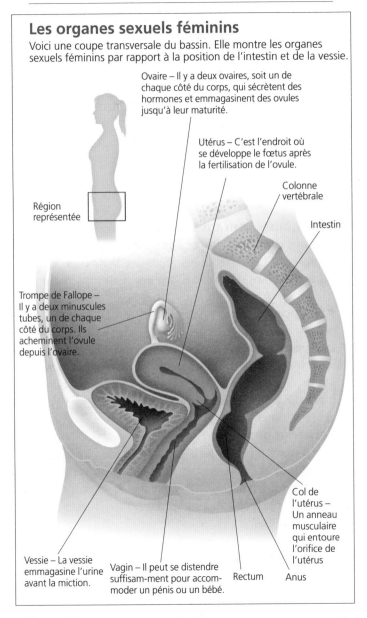

Ovaire – Il y a deux ovaires, soit un de chaque côté du corps, qui sécrètent des hormones et emmagasinent des ovules jusqu'à leur maturité.

Utérus – C'est l'endroit où se développe le fœtus après la fertilisation de l'ovule.

Colonne vertébrale

Intestin

Région représentée

Trompe de Fallope – Il y a deux minuscules tubes, un de chaque côté du corps. Ils acheminent l'ovule depuis l'ovaire.

Col de l'utérus – Un anneau musculaire qui entoure l'orifice de l'utérus

Vessie – La vessie emmagasine l'urine avant la miction.

Vagin – Il peut se distendre suffisam-ment pour accommoder un pénis ou un bébé.

Rectum

Anus

3

que votre médecin. Après tout, vous connaissez votre corps mieux que tout étranger. De plus, vous avez mis plus de temps à réfléchir à vos symptômes et vous tenez à trouver la solution à votre problème.

## Comprendre le fonctionnement normal

L'ouvrage, au début, décrit brièvement l'anatomie de l'appareil génital féminin, puis il traite de sa physiologie. Sachant en quoi consiste le fonctionnement normal, vous serez davantage en mesure de déceler les problèmes.

## Symptômes courants

Le chapitre qui suit traite des symptômes courants chez la femme ainsi que de leur cause et de leur traitement. Ce chapitre est divisé en sections, soit une par symptôme.

## Affections

Les affections sont décrites dans le chapitre intitulé *À la recherche du coupable*. Vous trouverez dans chaque section des réponses aux questions « Le diagnostic est-il fiable ? », « Quel est le traitement ? » et « Facteurs prédisposant (à l'affection) ».

## Cerner le problème

Les réponses précédentes expliquent les variations dans l'exactitude et l'utilité des tests pratiqués en vue de déterminer votre problème. On y indique également comment gérer le problème en plus de décrire les facteurs qui augmentent les risques de récurrence.

## Aide et soutien

Les derniers chapitres contiennent une section d'auto-assistance et un glossaire qui définit les termes peu familiers ou techniques.

## POINTS CLÉS

- On associe souvent les symptômes génitaux féminins à deux conditions : la candidose et la cystite.

- Il est impératif d'obtenir un bon diagnostic, car un traitement inapproprié peut prolonger le problème et ses inconvénients.

# Appareil génital féminin : structure et fonctions normales

## Région génitale
### Vulve

La vulve est la partie externe des petites et des grandes lèvres, qui recouvrent partiellement (du devant vers l'arrière) le clitoris, l'orifice de l'urètre (d'où l'urine s'écoule) et l'orifice vaginal, appelé introïtus. L'anus se trouve derrière la vulve.

### Lubrification vulvaire

La vulve comporte de minuscules glandes qui gardent humide la peau de cette région et procèdent à la lubrification en vue d'un rapport sexuel. Ces glandes génèrent sur la peau une couche protectrice à l'épreuve de l'eau.

Si elle s'accumule, cette couche protectrice prend une apparence blanchâtre et crémeuse, qu'on peut confondre avec des pertes vaginales. Il arrive parfois qu'elle devienne semblable à une mince pellicule qu'on pourrait presque peler, surtout si la région a été lavée avec des agents déshydratants (astringents) comme certains savons et gels moussants pour le corps.

## Comment savoir s'il y a un problème ?

La peau de la vulve est très sensible et abrite autant de terminaisons nerveuses que vos lèvres ou votre bouche. Il est probable que vous remarquerez immédiatement toute anomalie.

De prime abord, vous pourriez ressentir des démangeaisons, de la sensibilité ou de la douleur. Puisque la région est facile d'accès, vous pouvez noter au toucher un changement de texture ou encore l'apparition d'une grosseur. En revanche, il est beaucoup plus difficile de voir votre vulve.

Pour ce faire, vous pouvez vous accroupir au-dessus d'un miroir muni d'une lampe. Cependant, l'exercice peut s'avérer difficile même si vous êtes en forme. Ainsi, des changements subtils peuvent vous échapper.

De plus, du fait que la plupart des femmes examinent rarement leur région génitale, elles ne savent souvent rien de son apparence habituelle et ne peuvent donc savoir s'il y a eu des changements.

## Apparence de la vulve

L'apparence d'une vulve normale varie grandement d'une femme à une autre. Chez certaines, les petites et les grandes lèvres sont presque inexistantes; chez d'autres, elles forment de larges replis de peau.

L'introïtus vaginal est presque toujours entouré de protubérances irrégulières – un peu comme les tentacules d'une anémone de mer. Ce sont les restes de l'hymen, soit

## La région vulvaire

La vulve est la partie visible des petites et des grandes lèvres, qui recouvrent partiellement le clitoris ainsi que les orifices de l'urètre et du vagin. La peau de la vulve est très sensible. Elle contient autant de terminaisons nerveuses que les lèvres ou la bouche. Vous saurez donc tout de suite si quelque chose ne va pas.

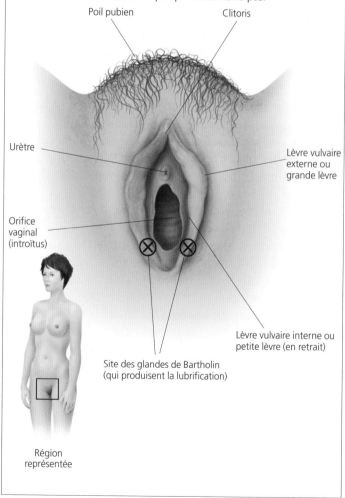

Poil pubien

Clitoris

Urètre

Lèvre vulvaire externe ou grande lèvre

Orifice vaginal (introïtus)

Lèvre vulvaire interne ou petite lèvre (en retrait)

Site des glandes de Bartholin (qui produisent la lubrification)

Région représentée

la membrane qui bouche partiellement l'orifice vaginal tôt dans la vie. Les hymens diffèrent même chez les jeunes filles vierges. Le mythe selon lequel il est possible de savoir si une femme est vierge ou non en examinant son hymen est par conséquent une croyance erronée.

## Vagin

Le vagin est un tube qui a la capacité de s'allonger et de s'élargir non seulement pour recevoir un pénis, mais aussi pour laisser passer la tête et le corps d'un bébé à terme. La structure en replis de la peau du vagin permet la dilatation des parois vaginales.

Le vagin abrite un mélange complexe de microbes, de protéines, de mucus et de fluides qui font tous partie intégrante des sécrétions vaginales normales (voir ci-après). Cela produit un environnement acide et autonettoyant qui préserve, en temps normal, l'équilibre délicat qui existe entre toutes les composantes, et ce, dans des limites serrées.

Le vagin s'ouvre sur l'extérieur au centre de la vulve, soit à l'introïtus. Les parois vaginales contiennent très peu de terminaisons nerveuses, ce qui évite de ressentir de la douleur ou des démangeaisons.

## Col, utérus, trompes de Fallope et ovaires

En règle générale, plus un organe se situe profondément dans l'organisme, moins il est sensible à la douleur et plus il est difficile de déterminer le site exact de la douleur. C'est vrai pour presque tous les organes internes du corps.

La douleur provenant du milieu du bassin demeure vague et sourde. La plupart des femmes, y compris leur médecin, ont de la difficulté à localiser la source.

## Utérus

Votre utérus (la matrice) est un organe de la forme et de la taille d'une poire inversée. Il s'agit d'un muscle ayant une cavité centrale, semblable à un sac bien épais. Il se situe bien au fond du bassin et est relié à l'extérieur par la jonction entre le col de l'utérus et le vagin.

## Trompes de Fallope et ovaires

Deux trompes de Fallope prennent naissance à gauche et à droite de l'utérus, puis rejoignent leur ovaire respectif de manière plutôt lâche.

## Col de l'utérus

Le col de l'utérus est un anneau musculaire qui encercle l'orifice de l'utérus. On peut le comparer à une bande élastique épaisse qui maintient l'utérus fermé hermétiquement autour du nouveau-né durant une grossesse.

Le col utérin et l'utérus contiennent très peu de terminaisons nerveuses. Ils sont peu sensibles au toucher. Le col de l'utérus est même insensible à l'inflammation.

Le col de l'utérus fait saillie dans la partie supérieure du vagin. La muqueuse moite qui tapisse l'utérus et la peau du vagin s'y rencontrent. La muqueuse utérine est épaisse et rouge foncé du fait qu'elle est saturée de vaisseaux sanguins (épithélium prismatique), tandis que la paroi vaginale ressemble plutôt à la peau qui tapisse votre bouche (épithélium pavimenteux).

## Jonction squamo-columnaire (cylindro-squameuse)

La jonction squamo-columnaire est l'endroit où les deux types d'épithélium se joignent. L'emplacement de la jonction varie avec la fluctuation des taux d'hormones au cours des années de reproduction. Elle peut se rapprocher du canal cervical ou descendre vers le col externe.

# Organes reproducteurs féminins

Voici une coupe transversale des organes reproducteurs féminins. L'utérus a la forme et la taille d'une poire inversée. C'est un muscle comportant une cavité, relié à l'extérieur par le vagin. Les trompes de Fallope le relient aux ovaires.

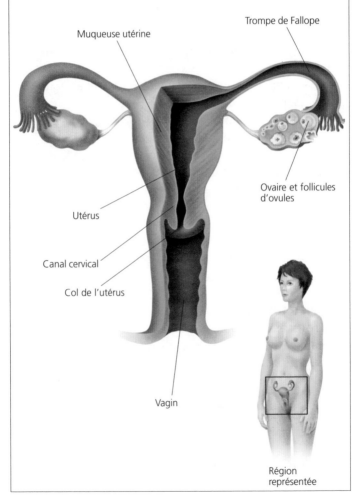

Muqueuse utérine

Trompe de Fallope

Ovaire et follicules d'ovules

Utérus

Canal cervical

Col de l'utérus

Vagin

Région représentée

Quand l'épithélium prismatique, qui tapisse habituellement l'utérus, s'étend et recouvre la surface du col de l'utérus, on parle d'ectopie. L'ectopie est une région de peau fragile qui contient une grande quantité de glandes sécrétoires. Les fluides habituels et les bactéries du vagin irritent les cellules moites de la muqueuse et accroissent leurs sécrétions.

L'ectopie est une condition plutôt fréquente, mais cause rarement des pertes problématiques. Il y a une exception : pendant la grossesse, le taux d'œstrogène élevé et une ectopie importante contribuent à l'augmentation des sécrétions.

À la jonction du col utérin et de l'utérus, là où les cellules prismatiques et pavimenteuses avancent et reculent, le type de peau varie fréquemment en fonction des fluctuations des taux d'hormones. Une région peut notamment contenir des cellules pavimenteuses à un moment donné, puis des cellules prismatiques plus tard.

Le cancer se manifeste habituellement aux endroits où les types de cellules changent. On pense que c'est la raison pour laquelle le cancer du col de l'utérus se développe plus souvent à ce site.

## Voies urinaires
### Uretères et vessie

L'urine est produite dans les reins puis transportée à travers deux conduits musculaires, appelés uretères, jusqu'à la vessie, laquelle se trouve dans le bassin, devant l'utérus. L'urine s'y accumule jusqu'au moment de la miction. La contraction de la paroi musculaire de la vessie expulse l'urine hors du corps.

### Urètre

Pendant son évacuation, l'urine passe dans un autre

## Les reins et les voies urinaires

Vos reins filtrent le sang. Les déchets sous forme d'urine sont acheminés jusqu'à la vessie, qui est située dans la partie la plus profonde du bassin devant l'utérus. L'urine s'y accumule jusqu'à la miction.

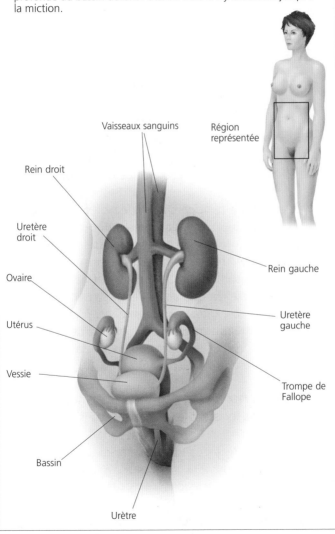

Vaisseaux sanguins

Région représentée

Rein droit

Uretère droit

Rein gauche

Ovaire

Uretère gauche

Utérus

Vessie

Trompe de Fallope

Bassin

Urètre

tube connu sous le nom d'urètre. Il ne faut pas confondre uretères et urètre. Chez la femme, l'urètre est plutôt court, mais chez l'homme, il est beaucoup plus long, s'étendant le long du pénis.

## Comment déceler un problème

Rappelez-vous la règle de base selon laquelle plus un organe se trouve près de la surface du corps, plus il est sensible. La sensation de brûlure ressentie lors du passage de l'urine dans un urètre enflammé durant une infection des voies urinaires est communément appelée cystite, ou encore dysurie. En revanche, l'inflammation de la vessie produit des symptômes plus flous. Vous ne pourriez éprouver qu'une douleur sourde dans le bassin ou dans le dos.

Le symptôme principal d'une infection des voies urinaires, soit des mictions fréquentes et douloureuses, découle de l'inflammation de la vessie qui se contracte trop facilement, même avec une faible quantité d'urine.

L'urine qui sort de l'urètre coule sur la vulve. La douleur à la miction est habituellement associée à une infection des voies urinaires. Cependant, si la vulve est sensible, l'urine non infectée peut irriter la peau plus délicate et causer de la douleur vu les substances chimiques abrasives qu'elle contient.

## Variations normales des sécrétions vaginales

Les hormones régissent le volume et la consistance des sécrétions vaginales. Ces sécrétions sont davantage apparentes entre la puberté et la ménopause; et sont à leur maximum durant la grossesse.

La quantité de sécrétions augmente légèrement chaque mois au moment de l'ovulation. De même, l'excitation sexuelle accroît la quantité de fluides du fait de la lubrification du vagin qui se prépare au rapport sexuel.

La plupart des sécrétions proviennent de la paroi vaginale. Vu sa grande surface, le vagin est en mesure de produire une quantité importante de fluides.

Les glandes qui entourent la vulve produisent aussi des sécrétions. Les plus grandes sont les glandes de Bartholin, au nombre de deux, situées dans le tiers postérieur des grandes lèvres. Ces glandes sont d'importance majeure, car elles peuvent s'infecter et engendrer un abcès.

Le col utérin et l'utérus produisent aussi un peu de sécrétions.

La fourchette de sécrétions normales produites au cours d'une vie varie grandement, mais si vous êtes à l'âge d'enfanter, vous observez sans doute de légères pertes dans vos sous-vêtements chaque jour. Ces pertes sont rarement assez abondantes pour justifier le port régulier de protège-dessous.

## Avant la puberté

Avant la puberté, le vagin semble en mesure de résister à la plupart des infections qui affligent les femmes adultes. Les jeunes filles ont aussi des microbes dans le vagin, mais ils diffèrent de ceux qui se trouvent chez la femme et ne causent pas de problèmes.

Les troubles génitaux surviennent rarement chez la jeune fille, à moins qu'ils découlent d'une maladie de la peau ou que le vagin de la jeune fille ait subi des dommages physiques.

## Après la puberté

Après la puberté, le vagin contient un certain nombre de bactéries saines, notamment les lactobacilles. Ces bactéries aident à maintenir le taux d'acidité vaginal, se disputent les divers nutriments présents et produisent des substances chimiques qui empêchent l'établissement de bactéries indésirables ou de levures.

## Grossesse

Le col de l'utérus, le vagin et la vulve se distendent durant une grossesse. Ils reçoivent plus de sang et produisent davantage de sécrétions. La femme enceinte peut observer cette augmentation dès les premières semaines de la grossesse. Dans certains cas, c'est le premier symptôme d'une grossesse.

Les femmes enceintes sont plus prédisposées aux infections vaginales et aux cystites en raison des changements que subit leur système immunitaire et à cause des effets des hormones de grossesse.

## Après la ménopause

La peau du vagin s'amincit à mesure que le taux d'œstrogène diminue à la ménopause. Le fonctionnement des glandes hormonales s'interrompt graduellement et leurs sécrétions disparaissent. Le résultat : le type de bactéries qui s'y trouvait en temps normal, y compris le lactobacille efficace, commence à changer.

Ces changements peuvent provoquer la sécheresse vaginale, qui peut causer de l'inconfort – surtout durant un rapport sexuel –, et accroître la probabilité de troubles comme l'infection vaginale et la cystite.

## POINTS CLÉS

■ Il est impératif de connaître l'apparence de votre région génitale en vue de déceler plus facilement un problème.

■ Les sécrétions vaginales sont normales. Leur apparence et leur quantité varient chez chaque femme, selon son âge, son cycle menstruel et ses taux d'hormones.

■ Votre vagin, votre col de l'utérus et votre utérus contiennent peu de terminaisons nerveuses. La douleur ou l'inconfort provenant de l'une de ces parties sera par conséquent plus sourde et plus difficile à repérer.

■ La plupart des problèmes des voies urinaires provoquent une douleur vive et/ou des mictions fréquentes.

# Problèmes possibles

## Causes et symptômes courants

Divers symptômes peuvent se manifester dans les voies urinaires et l'appareil génital inférieur de la femme. Le présent chapitre décrit les symptômes les plus courants et leurs causes possibles. Quelques pistes vous aideront à déterminer les causes les plus probables.

## Pertes vaginales

Les femmes qui se plaignent de pertes vaginales observent souvent que ces dernières sont plus ou moins abondantes qu'à l'habitude, ou encore que leur couleur, leur consistance ou leur odeur a changé. Ces différences peuvent s'expliquer par des changements corporels normaux, notamment une grossesse, ou signaler la présence d'un problème comme une infection.

### Fluide vaginal normal (physiologique)

Un vagin en santé produit des sécrétions qui le gardent en santé et humide. Lorsque ces sécrétions s'échappent de la vulve, on les appelle des pertes, bien que dans ce contexte, elles ne signalent aucun problème.

La quantité de fluides varie avec la fluctuation des taux d'hormones pendant le cycle menstruel et au cours de la vie entière. Bien que normaux, des changements dans les sécrétions peuvent vous inquiéter au point de consulter votre médecin.

Les contraceptifs oraux à base de progestérone seulement (ou les dispositifs intra-utérins, Mirena^MD, par exemple) peuvent réduire la quantité de sécrétions physiologiques et causer de l'inquiétude.

### Étude de cas – Jeanne

Jeanne est une adolescente de 14 ans qui vient de commencer ses règles. Dans la même période, elle a aussi constaté une augmentation de ses sécrétions vaginales.

Jeanne et ses amies ont appris, à l'école et dans des magazines, que les pertes vaginales sont parfois causées par des infections. Jeanne s'est mise à redouter d'avoir un problème grave. Quand elle s'est confiée à sa mère, cette dernière a pu la rassurer en lui expliquant que son « symptôme » était tout à fait normal à la puberté.

### Étude de cas – Thérèse

Thérèse est une jeune femme au début de la vingtaine qui prend un contraceptif oral combiné depuis quelques années déjà. Le contraceptif empêchant l'ovulation, Thérèse n'a pas eu de sécrétions associées à l'ovulation pendant ce temps.

Après qu'elle a cessé de prendre son contraceptif, Thérèse a remarqué l'apparition de pertes vaginales qui lui ont semblé anormales. Elle a pris rendez-vous avec son médecin. Ce dernier lui a expliqué que le contraceptif oral avait supprimé ses sécrétions vaginales et que celles-ci revenaient de façon normale.

## Sécrétions vaginales anormales causées par une infection

Les sécrétions vaginales anormales présentent souvent une consistance et un volume différents de ce à quoi vous êtes habituée. Le volume est souvent, mais pas forcément, plus élevé. Quant à la consistance, elle peut être de très liquide à très épaisse.

Les infections les plus fréquentes qui provoquent des sécrétions vaginales anormales sont habituellement causées par des espèces de *Candida* (communément appelées candidoses) ou un déséquilibre bactérien (appelé vaginose bactérienne). Les microbes qui favorisent ces deux infections sont présents en petites quantités dans le vagin et ne causent pas de symptômes en temps normal.

Les problèmes surviennent quand un événement perturbe l'équilibre vaginal normal, par exemple la prise d'antibiotiques, et permet à un des microbes de proliférer.

### *Candidose*

La *candidose* est une infection à la levure (*Candida albicans*) qui provoque une réaction inflammatoire, soit une enflure et le suintement des parois vaginales. L'inflammation s'étend à la vulve, causant des démangeaisons et une sensibilité.

### Vaginose bactérienne

Pour sa part, la vaginose bactérienne n'entraîne pas ou presque pas d'inflammation ni d'irritation. Les sécrétions vaginales et une désagréable odeur de poisson constituent le principal symptôme, surtout après un rapport sexuel.

## Trichomonas vaginalis

La troisième infection vaginale, beaucoup plus rare, est causée par un organisme unicellulaire (protozoaire) appelé *Trichomonas vaginalis*. Comme les autres infections courantes, elle est parfois asymptomatique et toujours dépistée par hasard, par exemple lors d'un frottis cervical de routine.

Toutefois, des symptômes se manifestent en général par des pertes assez importantes pour porter des protège-dessous ainsi qu'une inflammation de la vulve

---

### Sécrétions vaginales : normales ou anormales ?

Un vagin en santé produit des sécrétions qui le gardent propre et humide. La quantité de fluide qui s'écoule varie en fonction de plusieurs situations, normales ou anormales. Voici une liste des changements qui peuvent faire augmenter ou diminuer les sécrétions normales ainsi que les types d'infections qui peuvent entraîner des sécrétions anormales.

**Sécrétions normales**

| *Augmentation* | *Diminution* |
|---|---|
| Puberté | Contraceptifs à base |
| Ovulation | de progestérone |
| Grossesse | (injections, mini-pilule, etc.) |
| Excitation sexuelle | Ménopause |
| | Hystérectomie |

**Sécrétions vaginales anormales**

| *Infections vaginales* | *Infections du col de l'utérus* |
|---|---|
| Candidose | Chlamydia |
| Vaginose bactérienne | Gonorrée |
| *Trichomonas vaginalis* | |

(vulvite) très douloureuse. Contrairement aux deux autres infections plus courantes (cystite et vaginose bactérienne), le *Trichomonas vaginalis* se transmet le plus souvent lors d'un rapport sexuel. Il s'agit d'une infection transmise sexuellement (ITS).

## Inconfort au niveau de la vulve

Les démangeaisons sont le symptôme d'une inflammation mineure. Elles sont dues à une irritation des terminaisons nerveuses de la peau. Si l'irritation s'aggrave, la femme perçoit de la douleur. Les démangeaisons s'accentuent en fait progressivement jusqu'à devenir une douleur.

Il n'est donc pas toujours facile d'isoler les deux symptômes. Toutefois, chaque condition entraîne une inflammation particulière qu'on arrive à associer à des démangeaisons ou à de la douleur.

### Démangeaisons au niveau de la vulve

La présence d'autres symptômes fournit des indices utiles pour déterminer les causes des démangeaisons au niveau de la vulve. La candidose est selon toute probabilité à l'origine de sécrétions vaginales anormales. En revanche, une maladie de la peau comme l'eczéma qui touche habituellement une autre région du corps peut s'être étendue jusqu'à la vulve.

Certaines formes de démangeaisons vulvaires peuvent durer des mois, nuisant à votre qualité de vie. Les maladies de la peau comme l'eczéma sont un exemple type.

Souvent, le problème évolue selon un cycle de démangeaisons-grattage. Une démangeaison survient dans une région, que vous grattez. Après un certain temps, la peau qu'on gratte devient plus épaisse, un

## Causes de l'inconfort au niveau de la vulve

Chaque condition tend à produire un degré d'inflammation qui lui est propre, avec des démangeaisons ou de la douleur en conséquence. La liste qui suit répartit les conditions selon qu'elles causent principalement des démangeaisons ou de la douleur.

**Plus de démangeaisons que de douleur**
*Infections génitales*
  Candidose
  Vaginose bactérienne
  Infection fongique

*Conditions de peau*
  Eczéma
  Psoriasis
  *Lichen simplex*, comme décrit dans le cycle
    démangeaisons/grattage
  Maladies de peau rares, notamment *lichen
    planus*, *lichen sclerosus*

**Plus de douleur que de démangeaisons**
*Infections génitales*
  *Trichomonas vaginalis*
  Virus de l'herpès simplex

*Autres conditions*
  Maladies ulcératives rares comme la maladie
    de Behçet
  Vulvodynie (douleur vulvaire)

phénomène appelé lichen simplex ou névrodermite. C'est la réaction naturelle du corps au frottement, mais malheureusement, la peau épaissie cause des démangeaisons.

Les démangeaisons et le grattage continuent donc.

Souvent, au moment où la personne se décide à consulter un spécialiste, la cause initiale du problème n'est plus évidente et a même parfois disparu.

## Conditions de peau généralisées

Bon nombre de femmes qui souffrent de conditions de peau sur d'autres parties du corps ignorent que la peau de leur vulve peut aussi être touchée. L'eczéma et le psoriasis sont des conditions qui affectent souvent la vulve; ils sont toutefois difficiles à diagnostiquer, car leur apparence est différente dans cette région. Il peut être nécessaire de consulter un spécialiste ou un dermatologue, et même de procéder à une biopsie de la peau, afin de confirmer le diagnostic.

## Maladies des tissus vulvaires

Le *lichen sclerosus* et le *lichen planus* sont des maladies de peau rares qui affectent la vulve. De l'inflammation se manifeste, causant des démangeaisons durant des mois, voire des années. Il survient de plus un problème grandissant de décoloration, de cicatrisation et de rétrécissement des tissus vulvaires.

Dans beaucoup de cas, les femmes ayant ces problèmes vivent de longues périodes de frustration avant de connaître l'origine de leur problème. C'est dommage, car le traitement est simple. Une biopsie prélevée par le dermatologue permet d'établir le diagnostic.

Le traitement consiste en l'application d'une pommade à base de stéroïdes, comme le Dermovate[MD], deux fois par jour jusqu'à ce que les symptômes se résorbent. Par la suite, on peut faire des applications au besoin. Il faut noter qu'il y a un risque accru qu'un cancer se développe dans la peau lésée. Ce risque et l'utilisation de stéroïdes rendent nécessaire un suivi médical à long terme.

## Douleur vulvaire
### Douleur généralisée

La douleur s'étend à toute la vulve dans le cas d'une inflammation grave. L'infection *Trichomonas vaginalis* est la cause la plus fréquente de douleur généralisée. Une crise grave de candidose peut aussi être très douloureuse, mais dans ce cas vous ressentez d'abord des démangeaisons qui empirent au fil des jours.

La vulvodynie est une condition plutôt pénible. Le nom vulvodynie signifie « douleur vulvaire », ce qui est explicite. Tous les tests, y compris les biopsies, semblent normaux, alors que vous éprouvez une sensation de brûlure intense.

Fait intéressant, la condition semble réagir favorablement à de petites doses d'un médicament qui agit sur la conduction nerveuse. Ce médicament, appelé amitriptyline, est habituellement prescrit à plus fortes doses comme antidépresseur, car son action bloque les substances qui agissent comme médiateurs des nerfs dans le cerveau.

Par conséquent, les experts pensent que la vulvodynie peut consister en un trouble de la conduction nerveuse ou de la perception de la douleur amenant les nerfs à produire une fausse sensation de douleur sans cause évidente.

### Lésions et ulcères

Les lésions qui apparaissent sur la vulve découlent le plus souvent d'une contamination par le virus de l'herpès simplex. Elles vont de petits ulcères isolés qui causent un léger inconfort à une éruption si douloureuse qu'il devient difficile de mar-cher ou de s'asseoir. Les lésions d'herpès sont des vési-cules qui forment de petits ulcères faciles à repérer.

D'autres causes plus rares de lésions et d'ulcères à la vulve incluent un frottement constant, comme sur la selle d'une bicyclette, des affections de la peau, comme le syndrome de Behçet, et des maladies de peau auto-immunes, comme la maladie de Crohn, qui attaque les intestins.

## Douleurs à la miction (dysurie)

La douleur ressentie quand l'urine passe dans l'urètre résulte d'un effet irritant de l'urine ou d'une sensibilité inhabituelle de la paroi de l'urètre.

La cause la plus courante de dysurie est l'infection des voies urinaires, communément appelée cystite. Dans ce cas, l'urètre est enflammé, ce qui rend le canal excréteur sensible au passage de l'urine. En outre, l'urine infectée devient plus irritante étant donné la présence de l'infection.

Il est rare que l'urine irrite l'urètre quand il n'y a pas d'inflammation; cela peut arriver quand il y a un excès d'alcool dans l'urine après une soirée bien arrosée.

### Causes de dysurie

La dysurie, ou douleur à la miction, est souvent attribuable à l'un des trois irritants suivants.

- Infections urinaires
- Irritation de la peau de la vulve, par exemple en raison d'une infection
- Agents irritants de l'urine

# Dysurie

La muqueuse de l'urètre peut devenir sensible. Il y a plusieurs causes possibles. Soit l'urine est trop irritante pour la muqueuse urétrale, soit la muqueuse a développé une sensibilité inhabituelle. La douleur se fait sentir au passage de l'urine sur la zone sensible.

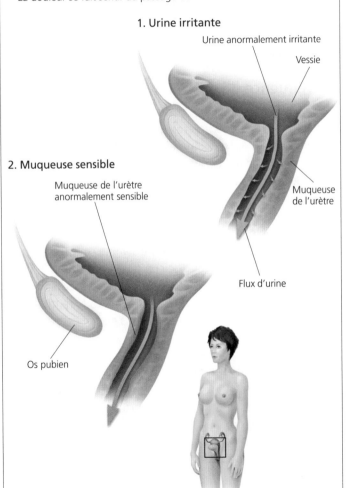

### 1. Urine irritante

Urine anormalement irritante

Vessie

### 2. Muqueuse sensible

Muqueuse de l'urètre anormalement sensible

Muqueuse de l'urètre

Flux d'urine

Os pubien

Région représentée

La dysurie se manifeste en outre lorsque l'urètre ou la vulve (sur lesquels l'urine s'écoule normalement à la miction) sont enflammés pour une raison autre qu'une infection. L'inflammation peut découler d'un frottement intense, causé par exemple par le port d'un jean trop serré ou par un rapport sexuel prolongé. L'inflammation de la vulve peut aussi s'étendre à l'urètre, étant donné la proximité de ces deux structures.

## Fréquence de miction

Un autre symptôme découle d'une paroi vésicale enflammée, qui se contracte alors trop facilement. Cela amène à uriner fréquemment, même avant que la vessie soit pleine. La situation peut s'aggraver au point de devenir quasi permanente. Au pire, la douleur devient si intense et le besoin d'uriner si pressant qu'il faut forcer afin d'évacuer quelques gouttes seulement.

Ce problème déplaisant porte le nom de strangurie. Le mot vient du fait que la vessie semble comprimer l'urine si fort que l'action se compare à un étranglement. Les femmes ont souvent le réflexe de réduire leur consommation de liquides afin de produire moins d'urine et d'éliminer la douleur, mais en fait cela aggrave le problème.

## Douleur pelvienne

La douleur ressentie dans le bassin est plutôt sourde, car les organes internes ne comportent pas tous des récepteurs de douleur. Cela rend difficile de déterminer l'emplacement de la douleur.

La douleur pelvienne peut provenir des appareils génital, urinaire ou digestif. La meilleure façon de déterminer son origine consiste à examiner les autres symptômes.

## Organes touchés par la douleur pelvienne

La douleur pelvienne peut prendre naissance dans les appareils génital, urinaire ou digestif. Voici les sources de douleur les plus courantes :

- l'utérus;
- les trompes de Fallope et les ovaires;
- la vessie;
- le rectum et le gros intestin.

Par exemple, des pertes vaginales anormales ou des règles irrégulières peuvent suggérer un problème avec l'utérus ou les trompes de Fallope. Les symptômes urinaires orientent vers des troubles de la vessie, alors que la diarrhée ou la constipation peuvent indiquer des problèmes intestinaux.

La douleur au gros intestin peut correspondre au syndrome du côlon irritable, une cause courante de douleur pelvienne chez les jeunes filles. Il faut traiter ce problème si la douleur persiste et surtout s'il y a des symptômes intestinaux (voir le livre *Comprendre le syndrome du côlon irritable* de cette collection).

## Douleur au niveau de l'utérus, des trompes de Fallope et des ovaires

La douleur pelvienne révèle souvent un problème à l'utérus, aux trompes de Fallope ou aux ovaires (voies génitales supérieures). L'inflammation du col de l'utérus ou de la partie supérieure du vagin, contrairement à celle de la vulve, est indolore.

Un col de l'utérus enflammé produit du mucus et du pus, en quantité limitée toutefois étant donné la

## Sources possibles de douleur pelvienne

La douleur provenant des organes internes est habituellement sourde et semble venir du centre de l'abdomen. L'origine est en général difficile à déterminer, car ces organes sont enfouis dans la cavité abdominale et ne comportent pas de récepteurs de douleur. La meilleure façon de déterminer l'origine de la douleur est d'analyser la nature de vos autres symptômes.

La douleur provenant des organes internes de l'abdomen est habituellement sourde et semble venir du centre de l'abdomen.

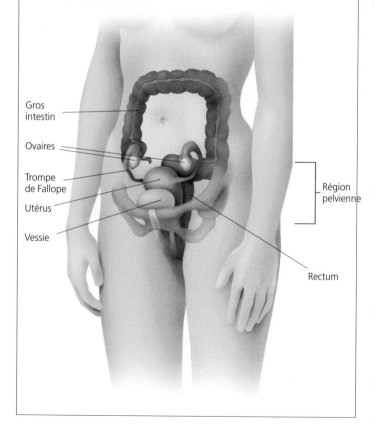

Gros intestin

Ovaires

Trompe de Fallope

Utérus

Vessie

Région pelvienne

Rectum

## Causes de douleur dans les voies génitales supérieures

Les voies génitales supérieures comprennent l'utérus, les trompes de Fallope et les ovaires. La douleur ressentie à cet endroit est comparable aux crampes menstruelles ou aux contractions d'un accouchement. Voici quelques causes :

### Douleur physiologique
- Milieu de cycle (ovulation)
- Crampes menstruelles
- Début de grossesse

### Maladie inflammatoire pelvienne
- Chlamydiose
- Gonorrhée
- Autres infections

### Endométriose

### Perte sanguine ou enroulement
- Fibromes
- Kystes ovariens

petite taille du col. Ces pertes se mélangent aux sécrétions vaginales normales. L'infection peut passer inaperçue même en présence d'une inflammation cervicale importante, à moins que des complications surviennent.

On compare souvent la douleur des voies génitales supérieures à celle que produisent les crampes menstruelles ou les contractions d'un accouchement. Le médecin peut détecter la sensibilité de votre utérus ou de vos trompes de Fallope par un examen interne, en faisant basculer le col de l'utérus (et donc l'utérus) vers l'avant et l'arrière, ce qui est inconfortable.

Le col de l'utérus effectue ce mouvement pendant un rapport sexuel. Par conséquent, si vous ressentez de l'inconfort au moment de la pénétration, cela peut indiquer un problème au niveau des voies génitales supérieures. L'encadré de la p. 31 répertorie les causes possibles de douleur dans les voies génitales supérieures.

## Problèmes d'ordre sexuel

La cause des problèmes d'ordre sexuel peut être de nature physiologique ou psychologique. Le terme médical désignant un coït douloureux chez la femme est dyspareunie.

Cette condition prend deux formes, soit la dyspareunie superficielle et la dyspareunie profonde. La dyspareunie superficielle entraîne une douleur au début même de la pénétration du pénis dans le vagin. La dyspareunie profonde se caractérise par la douleur du fond du bassin. La dyspareunie profonde a le plus souvent des causes physiques, tandis que la dyspareunie superficielle tend à s'expliquer par des facteurs psychologiques ou sexuels.

Bien des problèmes d'ordre sexuel constituent en fait des cercles vicieux (voir l'étude de cas ci-après). Voici un scénario courant : vous ne ressentez pas d'excitation sexuelle parce que vous êtes endolorie ou avez une candidose. Cela limite ou empêche la lubrification adéquate du vagin.

Si la relation sexuelle a lieu, le frottement accroît l'inconfort et la sensibilité. L'inconfort élimine le désir, ce qui nuira à la lubrification à l'occasion du prochain

# Causes possibles des rapports sexuels douloureux

La dyspareunie est le terme médical utilisé pour décrire les relations sexuelles douloureuses. Il y a la dyspareunie superficielle (douleur ressentie à la pénétration du pénis dans le vagin) et la dyspareunie profonde (douleur ressentie profondément dans le bassin durant le rapport sexuel).

### 1. Dyspareunie superficielle

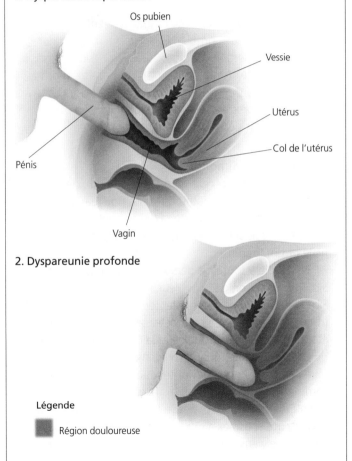

Os pubien

Vessie

Utérus

Col de l'utérus

Pénis

Vagin

### 2. Dyspareunie profonde

**Légende**

Région douloureuse

rapport sexuel, et le défaut de lubrification rendra ce dernier encore plus inconfortable.

Au départ, il y avait peut-être une cause physiologique à votre douleur, mais elle finit par être psychologique, c'est-à-dire causée par la tension (le stress). Ou bien peut-être étiez-vous tendue dès le départ et croyiez que la douleur découlait d'une crise de candidose ou d'une infection vésicale.

Les troubles génitaux récurrents peuvent par conséquent entraîner des problèmes sexuels qui, pour leur part, peuvent sembler avoir une cause physiologique. Quel que soit le cas, le problème peut paraître d'ordre physiologique, tant à vous qu'à votre médecin. Les psychosexothérapeutes observent ce phénomène et aident souvent des femmes à régler le problème.

### Étude de cas – Simone

Simone, 33 ans, a récemment été victime d'une agression sexuelle. Elle redoutait d'avoir à nouveau des rapports sexuels avec son partenaire habituel. Au premier essai, elle était si tendue que la pénétration a été difficile et douloureuse.

Le couple a toutefois persisté malgré la douleur de Simone. En raison de la douleur, le subconscient de Simone a œuvré de façon à tenter d'empêcher la pénétration en l'amenant à contracter ses muscles. Simone était de plus en plus troublée et la douleur a augmenté.

La fois suivante, quand son conjoint lui a proposé de faire l'amour, Simone devint tendue avant même de commencer. Elle n'avait pas envie d'une pénétration, elle n'était pas lubrifiée, et elle était si tendue qu'elle a ressenti des spasmes au niveau des adducteurs et des muscles pelviens. La pénétration vaginale n'a pas pu avoir lieu.

Cette condition porte le nom de vaginisme. Simone a indiqué à son médecin que sa vulve était sensible, mais après une longue discussion, ils ont conclu que cette sensibilité résultait de sa tension (son stress) et non de ses rapports sexuels.

## Problèmes avant la puberté

Les jeunes filles qui éprouvent des démangeaisons vulvaires peuvent souffrir de maladies de la peau ou d'irritation fongique due à la transpiration. Il est rare que les filles aient des sécrétions vaginales avant la puberté.

Le cas échéant, il peut y avoir un corps étranger dans le vagin, comme une bille ou un autre petit objet que la jeune fille aurait inséré elle-même. La mauvaise hygiène est une autre cause, alors qu'un nombre anormal d'organismes de l'intestin pénètrent le vagin.

Les sécrétions vaginales chez la jeune fille peuvent indiquer des sévices sexuels, bien que cette situation soit plutôt rare. Dans ce contexte, une infection transmise sexuellement comme la gonorrhée pourrait justifier les sécrétions.

Chez les jeunes filles, la gonorrhée touche les parois vaginales, contrairement aux femmes adultes (chez qui elle attaque le col de l'utérus) et provoque ainsi des sécrétions vaginales. La gonorrhée est cependant très rare chez les jeunes filles.

L'examen génital de la jeune fille est une expérience à la fois indésirable et traumatique non seulement pour la patiente, mais aussi les parents et même le médecin. L'examen peut toutefois s'avérer nécessaire pour trouver la cause des sécrétions vaginales. Au besoin, le médecin peut l'effectuer sous anesthésie générale.

Les situations qui concernent les enfants exigent

que le professionnel de la santé suive les règlements ayant trait à la protection de la jeunesse. La jeune fille peut devoir rencontrer un médecin spécialiste en soins de l'enfance.

## Problèmes durant la grossesse

Les femmes enceintes sont plus sujettes à la candidose, vu leur taux d'œstrogène élevé. La candidose n'a cependant pas d'effet sur le déroulement de la grossesse.

En revanche, on attribue une hausse d'accouchements précoces, voire d'avortements spontanés (fausses couches), à la vaginose bactérienne, bien que le lien entre ces troubles et une grossesse ne soit pas clairement défini.

Plusieurs médecins recommandent actuellement à la femme enceinte atteinte de vaginose bactérienne de subir un traitement pour régler ce problème. En d'autres temps, le problème n'est que gênant.

La gonorrhée et la chlamydia ont parfois des liens avec l'accouchement précoce, quoique l'on se préoccupe davantage de ce qui arrive après l'accouchement. Ces deux infections peuvent se propager dans le bassin après la naissance de l'enfant, provoquant une infection génitale haute.

### Le bébé sera-t-il affecté ?

Le bébé peut être infecté lorsqu'il passe dans la filière génitale et, par la suite, développer une conjonctivite. Les bébés peuvent développer une pneumonie provoquée par la chlamydia, mais ce fait est plutôt rare. Les petites filles peuvent avoir une infection vaginale de gonorrhée, ce qui est encore plus rare.

Des verrues génitales peuvent se transmettre au bébé pendant l'accouchement. Dans ce cas, la mère est porteuse de verrues ou l'a déjà été. À l'occasion, les petites filles développent des verrues sur leur vulve.

Étant donné que les verrues génitales se transmettent lors des rapports sexuels, on peut soupçonner des sévices sexuels. Dans la grande majorité des cas, cependant, les verrues sont transmises par la mère en raison du contact avec les parties génitales durant l'accouchement.

## Problèmes après la ménopause

Les sécrétions vaginales normales diminuent à la ménopause, à moins que vous preniez l'hormono-thérapie substitutive (HTS). Vous pouvez donc cons-tater une sécheresse vaginale plus importante. Une vulve et un vagin asséchés deviennent sensibles et ren-dent les rapports sexuels inconfortables.

Le corps subit des modifications à la fois physio-logiques et psychologiques à la ménopause. Ces chan-gements peuvent changer la perception que vous avez de vos organes génitaux. Vous pouvez en venir à consi-dérer la douleur durant les rapports sexuels ou l'incon-fort génital comme des conséquences normales de la ménopause. En outre, ces symptômes peuvent nuire à votre estime de soi.

Vous vous retrouvez peut-être prise dans le cercle vicieux de la sécheresse vaginale : l'inconfort durant les rapports sexuels fait baisser votre désir; la fois suivante vous êtes moins stimulée, et par conséquent moins lubrifiée. Vous pouvez en venir à éviter tout rapport sexuel. Des solutions simples comme l'utilisation de lubrifiants peuvent vous aider. Des pommades à base d'œstrogène à insérer dans le vagin sont vendues sur ordonnance et peuvent soulager la sécheresse vaginale.

L'HRT est souvent prescrite pendant une courte

période durant la ménopause, car elle agit positivement sur les symptômes ménopausiques comme les bouffées de chaleur et les sueurs nocturnes. L'HRT intervient aussi dans le vagin, favorisant son taux d'humidité et lui permettant de revenir en partie au stade préménopausique (voir *Comprendre la ménopause*, dans la même collection).

## POINTS CLÉS

- La douleur à la miction résulte habituellement d'une infection urinaire.

- Votre vulve est très sensible. Toute démangeaison ou sensibilité dans cette région peut causer beaucoup de souffrance.

- Il est normal d'avoir des sécrétions vaginales; il n'y a pas lieu de s'inquiéter à moins qu'elles soient très abondantes, très réduites ou qu'elles dégagent une mauvaise odeur.

- La douleur pelvienne est souvent sourde et difficile à associer à un organe.

- Il est facile de confondre les problèmes sexuels et les troubles génitaux physiologiques.

- Les jeunes filles et les femmes peuvent éprouver divers problèmes génitaux et urinaires à différents stades de leur vie.

- Les infections génitales durant la grossesse peuvent entraîner un accouchement précoce ou encore être transmises au nouveau-né.

- Les taux d'hormones moindres après la ménopause réduisent les sécrétions vaginales normales, ce qui entraîne un inconfort et de la sécheresse vaginale. L'HRT peut renverser le problème à un certain degré.

# À la recherche du coupable

## Infection des voies urinaires
### Définition

On emploie souvent les termes infection des voies urinaires (IVU) et cystite pour désigner la même condition. En réalité, la cystite se réduit à l'inflam-mation de la vessie (laquelle peut résulter d'une infection ou d'une irritation), alors que les infections des voies urinaires sous-entendent qu'une ou toutes les parties des voies urinaires sont touchées. Il est donc préférable d'employer l'expression « infections des voies urinaires ».

Les IVU se manifestent fréquemment chez la femme à partir de la puberté. Une femme sur cinq aura une telle infection au cours de sa vie.

L'urine normale est dite « stérile », car elle ne contient aucune bactérie, bien que des virus puissent s'y trouver, lesquels n'entraînent pas d'IVU. Les bactéries qui infectent le plus souvent l'urine sont celles

## Infection des voies urinaires

Toutes les parties des voies urinaires sont sujettes à une IVU. Le terme cystite, parfois utilisé pour nommer cette infection, désigne uniquement l'inflammation de la vessie. L'infection est attribuable à divers types de bactéries. Dans 75 % des cas, elle est causée par la bactérie *Escherichia coli*, qui provient de l'intestin.

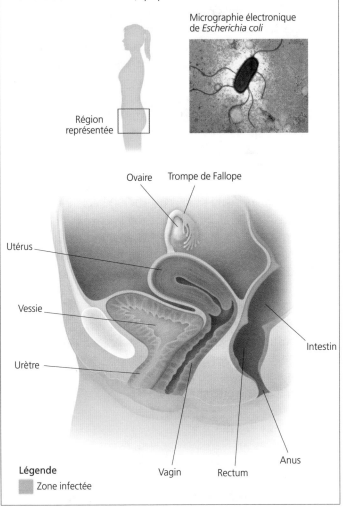

Région représentée

Micrographie électronique de *Escherichia coli*

Ovaire  Trompe de Fallope

Utérus

Vessie

Urètre

Intestin

**Légende**
Zone infectée

Vagin  Rectum  Anus

qui vivent dans l'intestin, où elles sont inoffensives, ou sur la peau de la vulve.

Même si les IVU ne sont pas transmissibles sexuellement, elles surviennent plus fréquemment chez les femmes actives sexuellement. En fait, lors d'un rapport sexuel, les bactéries peuvent remonter dans l'urètre (qui est plutôt court chez la femme) et, de là, dans la vessie.

Différents types de bactéries peuvent provoquer des IVU. Toutefois, 75 % des cas sont attribuables à la bactérie Escherichia coli, inoffensive lorsqu'elle se trouve dans l'intestin. Il ne faut pas confondre cette dernière avec la bactérie E. coli, qui est parfois associée aux empoisonnements alimentaires.

## Comment on diagnostique une IVU

Le diagnostic d'une IVU repose sur la présence dans l'urine (habituellement plus de 10 000 bactéries par millilitre d'urine) d'une bactérie donnée (voir l'encadré de la p. xxx). Il convient de procéder à une culture d'urine en laboratoire afin de déterminer les organismes qui s'y trouvent. Ce test prend du temps, ainsi il est souvent préférable de commencer le traitement le plus tôt possible.

Plusieurs symptômes peuvent servir à établir un diagnostic d'IVU, confirmé par de simples analyses d'urine « sur place ». Vous pouvez subir ces tests au cabinet du médecin, ou dans une clinique de planification familiale ou génito-urinaire.

### Analyses « sur place »

Les analyses sur place permettent de déceler tout changement dans l'urine attribuable à la prolifération de bactéries dans la vessie. Par exemple, les bactéries dans l'urine décomposent l'urée, un déchet de l'urine

## Diagnostic par la culture d'un coton-tige en laboratoire

Afin de confirmer le diagnostic, il faut procéder à une culture d'urine afin de connaître les organismes présents. Ces tests prennent du temps et doivent se faire dans un laboratoire microbiologique. L'illustration ci-dessous montre le déroulement de l'analyse.

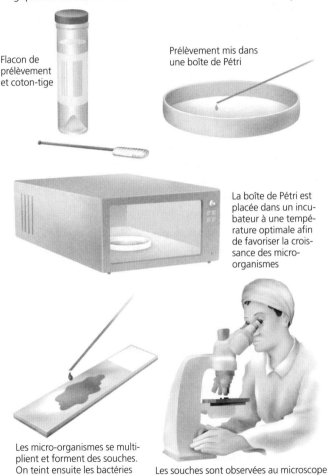

Flacon de prélèvement et coton-tige

Prélèvement mis dans une boîte de Pétri

La boîte de Pétri est placée dans un incubateur à une température optimale afin de favoriser la croissance des micro-organismes

Les micro-organismes se multiplient et forment des souches. On teint ensuite les bactéries afin de mieux les distinguer

Les souches sont observées au microscope afin d'isoler les micro-organismes responsables naturelle, en nitrites.

La présence des bactéries entraîne l'apparition de leucocytes (globules blancs) dans la région en vue de combattre l'infection. Lorsque les cellules sanguines meurent, elles libèrent l'enzyme leucocytaire estérase. Les infections bactériennes causent également l'inflammation des parois vésicales, qui suintent alors une petite quantité de protéines et d'érythrocytes (globules rouges).

### Test sur bandelette réactive

Les tests sur place les plus simples pour dépister les infections urinaires utilisent des bandelettes réactives. Ces dernières comportent plusieurs couches absorbantes imprégnées de détecteurs chimiques. On trempe une bandelette dans l'urine. La couleur de la bandelette change et on peut alors comparer la couleur obtenue avec un tableau des résultats.

Les bandelettes permettent de détecter un ou plusieurs signes d'une infection active :

- des nitrites provenant d'une décomposition de l'urée;

- de l'estérase leucocytaire en provenance des leucocytes (globules blancs);

- la libération de protéines et de sang au site de l'inflammation.

L'avantage de ces tests est qu'ils fournissent un résultat sur-le-champ. Malheureusement, ils ne confirment pas la présence d'une infection ni le type de bactérie en cause, donc il est impossible de déterminer

## Bactéries responsables des IVU

Différentes bactéries peuvent causer une IVU. Le diagnostic d'une IVU est confirmé au moyen de tests de laboratoire (si on dénombre environ 10 000 bactéries ou plus par millilitre d'urine). Parmi ces bactéries, on reconnaît :

- *Escherichia coli;*
- *les espèces Proteus;*
- *les espèces Pseudomonas;*
- *Staphylococcus epidermidis;*
- *les espèces Klebsiella;*
- *les espèces Streptococcus.*

l'antibiotique qui résoudrait le problème.

## Le diagnostic est-il fiable ?

L'identification de la bactérie responsable de l'infection n'est pas toujours facile. L'échantillon d'urine doit être frais et gardé au réfrigérateur afin de prévenir la prolifération d'autres bactéries cutanées qui brouillerait les résultats.

Les bactéries doivent aussi rester vivantes jusqu'à leur arrivée au laboratoire. Par exemple, pour un prélèvement fait lors d'un chaud vendredi après-midi et gardé au réfrigérateur toute la fin de semaine, deux choses peuvent se produire et influer sur le résultat :

1 La bactérie peut mourir. On ne pourra alors pas la déceler à l'arrivée de l'échantillon au laboratoire.
2 Si d'autres bactéries s'infiltrent dans l'échantillon, même en petites quantités, elles peuvent proliférer

durant la fin de semaine. Le cas échéant, ces bactéries inoffensives seront aussi dépistées au moment du test.

### Faux négatifs

Parfois, vos symptômes peuvent sembler typiques d'une IVU et disparaître après un traitement aux antibiotiques, même si les analyses en laboratoire n'ont pas décelé d'infection. Cela peut s'expliquer du fait qu'un trop petit nombre de bactéries ont survécu pour confirmer l'infection.

Les échantillons d'urine contiennent presque toujours des bactéries provenant de la vulve. Lorsque le laboratoire ne dépiste qu'un faible nombre de bactéries, surtout de types variés, il peut réfuter l'informa-tion et conclure que l'urine ne contient que des « contaminants ».

On suppose dans ce cas que les bactéries se sont multipliées dans l'échantillon ou l'ont contaminé après le prélèvement. Cette pratique atténue le nombre de tests qui semblent positifs (faux positifs) alors qu'ils ne le sont pas, à cause de la contamination, par exemple. En revanche, les tests pourraient aussi mener à la conclusion qu'il n'y a pas d'IVU alors qu'il y en a une (faux négatifs).

Ironiquement, les femmes qui pensent avoir une IVU et boivent alors une grande quantité de liquides afin d'éliminer l'infection se trouvent à diluer les bactéries, ce qui peut conduire à un résultat faux négatif. Dans ce cas, la présence de leucocytes morts peut constituer un facteur déterminant. S'ils sont en grande quantité, les globules blancs dans l'urine vus au microscope du laboratoire peuvent indiquer une IVU.

## Confusion avec d'autres troubles ou avec une contamination

Les symptômes d'une IVU, d'une dysurie (douleur à la miction), de l'inconfort pelvien ou d'une fréquence urinaire (miction plus fréquente qu'à la normale) sont aussi des symptômes de nombreux autres troubles urinaires ou génitaux. Ils peuvent parfois entraîner un diagnostic erroné d'IVU.

Les tests d'urine sur place peuvent cependant être trompeurs. Par exemple, la présence de protéines ou de sang dans l'urine peut être attribuable à d'autres facteurs, notamment si l'échantillon contient du sang menstruel ou des sécrétions vaginales.

## Facteurs prédisposant aux IVU

En général, les infections ne commencent pas dans les voies urinaires, car vous éliminez constamment les bactéries en urinant. Le système immunitaire, pour sa part, se charge de combattre les nouvelles bactéries qui y pénètrent.

Certaines conditions favorisent l'établissement et la prolifération des bactéries dans les voies urinaires, notamment un débit urinaire faible (déshydratation, insuffisance rénale), la vidange incomplète de la vessie ou un système immunitaire faible. L'immunité tend à diminuer dans le cas d'une grossesse, de diabète, de traitement aux stéroïdes et d'infection au VIH.

La vidange incomplète de la vessie peut être causée par des pressions externes et mener à une déformation des parois vésicales. Le problème se manifeste lorsque l'utérus de la femme enceinte appuie sur la vessie, ou lorsque des anomalies des parois vésicales ou leur faiblesse (ou celles d'organes supérieurs comme l'urètre ou les reins) empêchent une miction totale.

# Vidange inadéquate des voies urinaires

L'illustration ci-dessous permet de comparer une vidange normale d'urine et une vidange anormale. L'infection ne naît habituellement pas dans les voies urinaires, car la miction élimine régulièrement les bactéries. Le système immunitaire peut en général combattre le peu de bactéries qui y pénètrent.

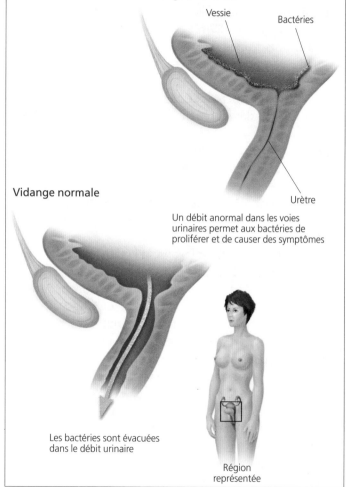

**Vidange anormale**

Vessie

Bactéries

Urètre

**Vidange normale**

Un débit anormal dans les voies urinaires permet aux bactéries de proliférer et de causer des symptômes

Les bactéries sont évacuées dans le débit urinaire

Région représentée

## Facteurs qui augmentent les risques d'IVU

L'écoulement de l'urine « rince » régulièrement les voies urinaires. Le système immunitaire se charge des bactéries qui peuvent y pénétrer. Les situations suivantes peuvent vous prédisposer aux IVU.

### « Rinçage » inadéquat des voies urinaires
- Faible débit d'urine, comme dans le cas d'une déshydratation ou d'une insuffisance rénale
- Anomalies anatomiques : congénitales (comme le rein en forme de croissant ou de fer à cheval à la naissance) ou acquises (après une chirurgie) par exemple
- Vidange réduite de la vessie causée par le vieillissement ou la sclérose en plaques

### Diminution de la résistance aux bactéries
- Grossesse
- Immunité réduite, comme dans le cas d'une infection au VIH
- Autres maladies, comme le diabète

### Bactéries pouvant « se cacher » dans la vessie
- Calculs urinaires
- Papillomes vésicaux (croissances semblables à des verrues)
- Corps étrangers, comme les cathéters urinaires

Ces anomalies peuvent suivre un accouchement ou être congénitales (présentes à la naissance). Les séquelles d'un accident, la sclérose en plaques ou une chirurgie peuvent nuire à la vidange normale de la vessie en perturbant les signaux nerveux qui assurent la coordination du moment où la vessie se contracte et la façon dont elle le fait.

Parmi les autres anomalies qui préviennent la vidange complète de la vessie, on note les calculs vésicaux et les croissances ressemblant à des verrues sur les parois vésicales (papillomes), lesquelles hébergent des bactéries dans leurs crevasses. Les papillomes peuvent aussi suinter du sang. Il faut les surveiller de près, car ils peuvent devenir cancéreux.

## Traitement de l'infection ?

Le médecin peut vous prescrire des antibiotiques avant la confirmation des résultats si vous souffrez d'une IVU. Dans certains cas, il s'agira d'une bactérie résistante à l'antibiotique prescrit. Libre à vous de vous en remettre au jugement de votre médecin quant au choix de l'antibiotique.

### Antibiotiques

Il existe divers antibiotiques pour soigner les IVU. Certains tuent les bactéries (en perforant leur membrane cellulaire, par exemple), alors que d'autres inhibent la prolifération bactérienne, ce qui permet au système immunitaire de les combattre.

En règle générale, une IVU légère n'exige qu'une faible dose d'antibiotiques, prise en deux jours au plus. Si le traitement n'est pas efficace, c'est soit que le diagnostic est erroné, soit qu'il y a une complication ou soit que les bactéries résistent au médicament.

À l'occasion, les bactéries que les analyses montraient comme résistantes à l'antibiotique sont tout de même éliminées. Il se peut alors que la forte dose d'antibiotique ait vaincu la résistance de la bactérie, permettant de l'éliminer.

## Consommation de liquides

Il est important, en plus de prendre l'antibiotique, d'augmenter votre production d'urine en vue d'évacuer les bactéries. Vous devez accroître votre apport liquidien et uriner souvent. Votre urine sera moins concentrée et moins irritante.

Une urine alcaline peut réduire l'inconfort et la sensation de brûlure. De nombreux produits sous forme de poudre sont offerts dans le commerce pour réduire l'acidité de l'urine, par exemple le Cymalon[MD].

Le jus de canneberge est recommandé à la fois pour traiter et prévenir les IVU. Il semble qu'une substance présente dans la canneberge constitue un agent utile. Cette substance empêche la bactérie *E. coli* d'adhérer aux parois de l'urètre et de la vessie, ce qui favorise son évacuation avec l'urine.

Même si ce n'est pas l'*E. coli* qui vous ennuie, le jus de canneberge est une façon agréable d'augmenter votre apport en liquides. Il peut être efficace sans vous nuire.

## À propos des complications

Une grave infection de la vessie peut s'étendre à l'un ou à l'autre des uretères, et même aux reins, causant une infection rénale grave appelée pyélonéphrite. Cette condition peut se manifester dans les cas suivants :

- l'uretère est dilaté (plus ouvert; cela survient souvent pendant la grossesse);

- le débit urinaire est faible et l'uretère est lent;

- vous avez une anomalie anatomique, comme un uretère en trop, qui favorise une accumulation d'urine infectée.

## Partenaire sexuel

Les IVU ne sont pas transmissibles sexuellement, donc votre partenaire n'a pas lieu de s'inquiéter. Le seul lien est que les IVU surviennent plus fréquemment après les rapports sexuels. C'est que les bactéries sont alors poussées plus profondément dans la vessie.

## Facteurs de récurrence des IVU

Les infections à répétition, ou récurrentes, peuvent découler de l'une des anomalies mentionnées précédemment. Si c'est votre cas, il convient de faire vérifier ces anomalies.

Un examen doit comprendre les tests suivants : analyse d'urine élaborée et échographie (ou radiographie) des voies urinaires. En général, ces tests ne montrent rien d'anormal.

### Comment éviter la récurrence

Il est difficile de prévenir la récurrence des IVU. Il existe cependant de nombreuses approches thérapeutiques efficaces, selon les cas. La stratégie la plus évidente consiste à augmenter votre apport en liquides à au moins deux litres par jour.

Vider votre vessie immédiatement après un rapport sexuel pourrait vous aider à prévenir les IVU. De nombreuses femmes privilégient la miction double. Il s'agit de vider la vessie, puis de marcher un moment et d'essayer d'uriner à nouveau.

Voici un autre conseil : après un mouvement intestinal, essuyez la région anale vers l'arrière, sans contaminer votre urètre. Évitez aussi les douches vaginales.

En cas d'IVU fréquentes, vous pouvez prendre des antibiotiques lorsque survient un facteur déclencheur, comme un rapport sexuel. Dans certains cas, des femmes doivent prendre des antibiotiques tous les jours afin de prévenir les récurrences très fréquentes.

## Syndrome urétral féminin

Ce syndrome, mal connu, se manifeste chez bon nombre de femmes. Les symptômes sont les mêmes que ceux d'une IVU, mais les analyses d'urine en laboratoire ne révèlent rien d'anormal.

Le syndrome urétral peut avoir plusieurs causes :

- Il y a bel et bien une IVU, mais le taux de bactéries est trop faible pour que le laboratoire puisse confirmer sa présence.

- L'irritation peut se limiter à l'urètre, peut-être parce que l'infection n'a pas encore atteint la vessie. Dans ce cas, l'infection semble se déclencher après le frottement d'un vêtement ou un rapport sexuel.

- Il n'y a peut-être aucune infection et les symptômes résultent entièrement d'une sensibilité accrue de l'urètre due à un frottement ou à une autre cause inconnue.

Quelle que soit la cause, la condition est plus fréquente chez les femmes actives sexuellement.

Il peut aider de changer de position lors des rapports sexuels et de vous placer au-dessus de l'homme ou d'utiliser un lubrifiant (KYMD). D'autres mesures préventives contre les infections récurrentes décrites précédemment sont aussi efficaces, par exemple le moment de la miction et la vidange complète de la vessie.

## Cystite chimique

Bien qu'une inflammation de la vessie soit souvent provoquée par une IVU, il existe des cystites qui ne découlent pas d'une infection. Les deux formes les plus courantes sont associées à la cancérothérapie.

Les substances utilisées en chimiothérapie sont conçues pour interrompre la division cellulaire. Elles tendent à être très irritantes et une bonne quantité est évacuée avec l'urine. Elles peuvent enflammer la vessie sur leur passage, causant ce qu'on appelle une « cystite chimique ».

Un autre traitement reconnu contre le cancer est la radiothérapie, qui consiste à diriger des rayons X puissants (rayonnement électromagnétique) vers les cellules malignes en vue de les éliminer. Il appert toutefois que la radiothérapie peut aussi toucher les cellules adjacentes saines. Ainsi, la radiothérapie du bassin, par exemple dans le traitement du cancer du col de l'utérus, peut causer une inflammation des parois vésicales et entraîner une forme de cystite grave.

# Vaginose bactérienne
## Définition

La vaginose bactérienne est responsable des types de sécrétions vaginales les plus courants. Elle est causée par une prolifération de bactéries qui sont habituellement présentes dans le vagin, mais en petit nombre.

Dans un cas de vaginose bactérienne, les bactéries normalement présentes prolifèrent et remplacent une partie importante des autres organismes naturels qui se trouvent dans le vagin. L'inflammation est à peine perceptible; les démangeaisons et la sensibilité sont faibles. Les sécrétions vaginales plutôt liquides peuvent causer une irritation mineure.

La vaginose bactérienne se résorbe avec le temps chez la plupart des femmes. Chez d'autres, elle

# Vaginose bactérienne

La vaginose bactérienne est responsable de la plupart des sécrétions vaginales anormales. Elle est due à la prolifération de diverses bactéries, entre autres *Gardnerella vaginalis*, habituellement présentes en petit nombre. En cas de vaginose bactérienne, les bactéries se multiplient et remplacent les autres organismes naturels du vagin. La zone jaune de l'illustration représente le vagin infecté.

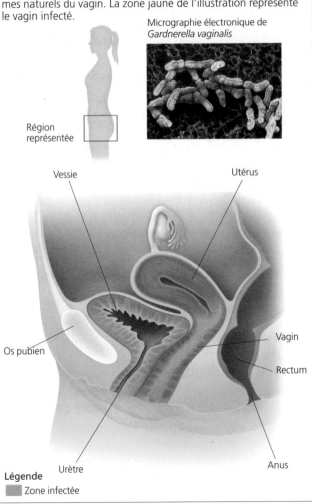

Micrographie électronique de *Gardnerella vaginalis*

Région représentée

Vessie

Utérus

Os pubien

Vagin

Rectum

Urètre

Anus

**Légende**
Zone infectée

n'atteint pas l'état de crise.

## Odeur typique

Certaines bactéries sont anaérobies (elles n'ont pas besoin d'oxygène), c'est-à-dire que leur métabolisme est inhabituel et qu'elles décomposent les protéines en des substances chimiques appelées amines. Ce phénomène transforme les sécrétions vaginales normalement acides en sécrétions plus alcalines. Elles peuvent dégager une légère odeur ammoniaque qui rappelle le poisson en décomposition.

L'odeur de poisson est plus intense lorsque les sécrétions entrent en contact avec des substances alcalines comme l'urine ou le sperme. Par conséquent, vous pouvez remarquer cette odeur après un rapport sexuel non protégé ou après avoir uriné; vous pourriez même avoir l'impression que c'est votre urine qui dégage cette odeur.

Les hommes aiment entretenir l'idée que les femmes ont une odeur de poisson. Par ailleurs, bien des femmes pensent que cette odeur est normale. En conséquence, elles ne peuvent pas reconnaître ce symptôme de la vaginose bactérienne.

## Soins durant la grossesse

La vaginose bactérienne n'est pas dangereuse, sauf durant la grossesse. Des chercheurs ont établi un lien entre cette affection, d'une part, et le travail et l'accouchement précoces, d'autre part. Ils ont aussi suggéré un lien entre la vaginose bactérienne et l'avortement spontané, bien qu'il n'ait pas encore été prouvé.

Par ailleurs, on ne sait pas si ce lien existe parce que la vaginose bactérienne déclenche le travail précocement ou si d'autres facteurs sont en cause. Quel que soit le cas, plusieurs médecins font preuve de prudence et prescrivent des antibiotiques aux femmes enceintes souffrant de vaginose bactérienne.

## Comment on diagnostique une vaginose bactérienne

Il y a plusieurs façons de confirmer un diagnostic de vaginose bactérienne, souvent à partir d'examens sur place. Par exemple, une modification du taux d'acidité habituel dans le vagin (pH) peut être détectée au moyen d'un papier tournesol régulier et d'un échantillon de sécrétions.

Un autre test simple consiste à mêler les sécrétions à une substance alcaline comme de l'hydroxyde de sodium (soude caustique). Cela produit l'odeur caractéristique de poisson ou d'amine. L'hydroxyde de sodium est à la base des tests olfactifs et d'autres tests vendus dans le commerce.

L'étude au microscope d'une lame de sécrétions teintes est la façon la plus simple de diagnostiquer une vaginose bactérienne. Ce test est souvent pratiqué dans des cliniques médicales génito-urinaires. Il requiert une certaine expertise et exige l'utilisation d'un microscope, ce dont toutes les cliniques ne disposent pas.

L'avantage de cette méthode est qu'on peut détecter au microscope les stades de la vaginose bactérienne à partir des sécrétions. Il y a deux façons principales d'y parvenir. La première, et la plus couran-te, est la classification Hay-Ison, qui distingue trois dif-férents stades de la maladie, soit de 0 à 3; 3 étant la vaginose bacté-rienne la plus évoluée.

Des changements, et souvent une odeur, se manifestent au stade 2. À l'occasion, la vaginose bactérienne se résorbe d'elle-même; dans d'autres cas, elle évolue au stade 3.

En médecine générale, on effectue un prélèvement qu'on envoie en laboratoire à des fins d'analyse. On obtient les résultats dans les 48 heures qui suivent. L'omnipraticien peut soit attendre les résultats du laboratoire, soit poser un diagnostic et prescrire un médicament à la lumières des symptômes apparents et de ses observations durant l'examen.

## Le diagnostic est-il fiable ?

L'épreuve par écouvillonnage sert à détecter certaines bactéries comme *Gardnerella vaginalis*. Cette bactérie est presque toujours présente à l'intérieur du vagin dans le cas d'une vaginose bactérienne, elle n'y est pas dans 100 % des cas.

*Gardnerella vaginalis*, lorsqu'elle est présente, aide à poser un diagnostic sans toutefois être une preuve indéniable de vaginose bactérienne. Par ailleurs, son absence n'exclut pas la possibilité d'une infection.

Le diagnostic d'une vaginose bactérienne est difficile à poser quand les résultats des analyses de pH, des tests olfactifs et d'un examen microscopique d'une lame de sécrétions teintes varient. Certains résultats peuvent confirmer la présence d'une vaginose bactérienne, alors que d'autres l'infirment.

Le fait que la vaginose bactérienne soit répandue et que certaines femmes croient leur condition normale complique davantage le diagnostic. D'autres femmes asymptomatiques sont convaincues qu'elles dégagent une odeur et que leur entourage peut la déceler.

Il semble que ces femmes aient un sens de l'odorat ultrasensible, qui peut indiquer un problème d'ordre psychologique. En effet, l'obsession quant à l'odeur qu'elles dégagent peut être attribuable à leur relation de couple ou à une piètre estime de soi.

### Étude de cas – Marguerite

Marguerite, une comptable de 35 ans, a reçu plusieurs fois un diagnostic de vaginose bactérienne et est devenue obsédée par son odeur. Tous les tests qu'elle passait étaient négatifs. Son médecin traitant et l'infirmière ne sentaient rien. Marguerite continuait de croire qu'elle avait quelque chose. Enfin, après des tests négatifs répétés, une deuxième opinion et des rencontres avec un conseiller, elle a fini par admettre qu'elle était tout à fait normale.

### Étude de cas – Angèle

Angèle, une coiffeuse de 23 ans, n'avait aucun symptôme, mais a toutefois subi un examen de routine pour les ITS. Les tests ont indiqué qu'elle souffrait de vaginose bactérienne et son médecin lui a prescrit un traitement. À la consultation suivante, Angèle a dit à son médecin qu'elle n'avait remarqué aucun changement. En revanche, son partenaire lui avait dit que son odeur était disparue.

## Facteurs prédisposant à la vaginose bactérienne

lOn ne sait pas ce qui déclenche la vaginose bactérienne. La présence d'un corps étranger pourrait être un facteur, notamment un tampon oublié. En outre, l'évolution d'une maladie inflammatoire grave perturbant l'équilibre microbien normal (flore vaginale) dans le vagin pourrait être à l'origine du problème.

L'oubli d'un tampon dans le vagin peut déséquilibrer la flore vaginale. Le tampon oublié dégage une odeur nauséabonde semblable à celle d'une vaginose bactérienne, quoique plus malodorante encore. Heureusement, l'équilibre bactérien revient à la normale après le retrait du corps étranger.

L'infection due à *Trichomonas vaginalis* se manifeste souvent de pair avec la vaginose bactérienne. Elle est plus grave, mais requiert le même traitement.

Les crises d'herpès génital s'accompagnent souvent de vaginose bactérienne. La vaginose disparaît avec la résorption de l'herpès.

On associait jusqu'à récemment les dispositifs intra-utérins contraceptifs à la vaginose bactérienne. Des études plus récentes réfutent ce lien. Elles suggèrent cependant que les femmes qui portent ce type de dispositif et qui ont plusieurs partenaires sexuels sont davantage à risque de développer de telles infections que les autres femmes. Ce phénomène demeure toutefois inexpliqué.

On a accusé un grand nombre de pratiques hygiéniques féminines en regard de la vaginose bactérienne. Il semble que ce soient les mêmes que dans le cas de la candidose vaginale. Les pratiques sui-vantes ont été au banc des accusés :

- l'utilisation de savon sur les parties génitales (surtout les savons très parfumés);

- l'utilisation de produits pour le bain;

- l'utilisation de douches vaginales;

- l'utilisation de déodorants vaginaux.

Ces substances ont la réputation de nuire au mécanisme autonettoyant normal du vagin. En plus de perturber l'équilibre acide de la flore vaginale, ces substances peuvent favoriser la prolifération des organismes responsables de la vaginose bactérienne.

Malheureusement, dans plusieurs cas de vaginose

bactérienne, aucun des facteurs précités n'est présent et l'affection demeure inexpliquée.

## Traitement

L'objectif du traitement consiste à ramener la flore vaginale à la normale. Pour ce faire, il faut éliminer les bactéries anaérobies anormales afin de permettre aux bactéries naturelles (flore vaginale habituelle) de croître normalement.

### Métronidazole

Le métronidazole est le traitement le plus souvent prescrit. Il combat presque exclusivement les bactéries anaérobies, sans pour autant affecter la flore vaginale saine et désirable, ou même d'autres bactéries problématiques souvent responsables d'IVU. Le métronidazole est par conséquent décrit comme un antibiotique « à spectre étroit », administré sous forme de comprimés ou de gel appliqué directement dans le vagin.

La nausée et une réaction déplaisante à l'alcool sont deux effets indésirables du médicament. (Selon une idée répandue, il faut éviter de consommer de l'alcool avec tous les antibiotiques, mais c'est faux. Le métronidazole est à peu près le seul antibiotique avec lequel l'alcool est interdit et, de toute façon, vous n'avez que 10 % de chances d'être malade si vous en buvez pendant votre traitement.) Les effets indésirables sont plus faibles si vous choisissez le gel à appliquer directement dans le vagin.

### Clindamycine

Un antibiotique à large spectre (c'est-à-dire qui élimine un plus grand éventail de bactéries) est offert sous forme de pommade à étaler dans le vagin (Dalacin[MD]). La clindamycine est aussi efficace sous forme de pommade qu'en comprimés oraux pour combattre la vaginose bactérienne.

### Comment le médecin choisit-il l'antibiotique ?

Tout dépend si vous préférez la version orale ou le traitement vaginal. Le coût et la disponibilité entrent aussi en ligne de compte. Le métronidazole et la clindamycine sont prescrits sur une durée de cinq à sept jours. En revanche, le métronidazole peut être pris en une seule et forte dose de deux grammes.

### Aurai-je une autre infection génitale ?

Certaines femmes croient que la vaginose bactérienne les prédispose à d'autres infections vaginales. Il y a peu de preuves à cet effet. Il est cependant préférable que votre partenaire et vous subissiez des tests si vous vous croyez à risque, car certaines formes d'ITS, comme l'infection à chlamydia par exemple, sont plus difficiles à dépister chez la femme.

### À propos de votre partenaire sexuel

Selon certaines études, il semble que la vaginose bactérienne soit plus fréquente chez les femmes actives sexuellement, surtout chez les femmes homosexuelles ou lesbiennes. L'infection ne se transmet cependant pas sexuellement; traiter un homme contre une vaginose bactérienne n'a aucun effet sur la femme.

### À propos de la vaginose bactérienne récurrente

La vaginose bactérienne est souvent récurrente. On a observé que le traitement est plus efficace à chaque occurrence, mais que la vaginose bactérienne revient

# Candidose

La candidose est causée par le *Candida albicans*, un champignon de la famille des levures. Cet organisme très commun se trouve surtout dans le tube digestif. Il est souvent présent en petit nombre sur la peau et dans le vagin, sans toutefois causer d'effets indésirables. Le *Candida albicans* ne devient probléma-tique que s'il prolifère, surtout chez les personnes qui y sont vulnérables. La zone jaune de l'illustration indique la région infectée dans le vagin et sur la vulve.

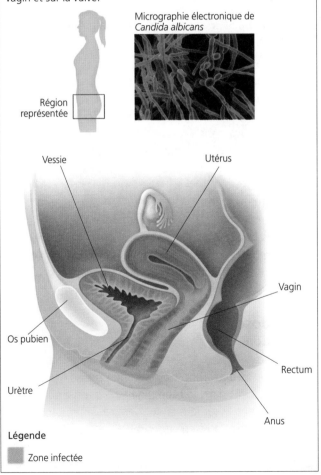

Micrographie électronique de *Candida albicans*

Région représentée

Vessie

Utérus

Vagin

Os pubien

Rectum

Urètre

Anus

**Légende**

Zone infectée

quelques semaines ou quelques mois plus tard. Comme on n'en connaît pas la cause, il est difficile de prévenir de nouvelles crises.

Vous mettrez bien sûr toutes les chances de votre côté en éliminant les facteurs prédisposant à la vaginose bactérienne nommés précédemment. Vous pouvez aussi surveiller votre hygiène, notamment comment vous vous lavez, et vérifier si vous notez une amélioration. Si la vaginose revient malgré tout, il y a peu de choses à faire.

Vous avez deux choix :

**1)** apprendre à vivre avec les symptômes jusqu'à ce qu'ils se résorbent d'eux-mêmes, ce qui se produira;

**2)** obtenir de votre médecin une ordonnance médicale du médicament le plus efficace et vous le procurer afin de l'utiliser dès l'apparition des premiers symptômes de récurrence.

En temps normal, je m'assure que mes patientes souffrant dudit problème ont en main une quantité suffisante de médicaments servant au traitement de quelques crises de vaginose bactérienne. Après tout, la vaginose bactérienne n'est pas vraiment une maladie. La patiente doit savoir qu'elle peut maîtriser la situation et limiter le plus possible les inconvénients.

## Candidose
### Définition

Le *Candida albicans* est une moisissure de la famille des levures. Ce microbe très commun qui se trouve habituellement dans le tube digestif est aussi présent en petit nombre sur la peau et dans le vagin, sans toutefois causer d'effets indésirables.

On appelle colonisation la présence inoffensive de ce type de microbe. Le *Candida albicans* ne devient problématique que s'il prolifère, surtout chez les personnes qui y sont vulnérables.

On appelle candidose une infection causée par le *Candida albicans*. Le mot candidose désigne surtout les infections due au *Candida albicans* dans la bouche ou le vagin.

## Personnes touchées

Les infections dues au *Candida albicans* dans la bouche peuvent apparaître chez des personnes de tout âge, surtout :

- les bébés;

- les aînés qui ont des prothèses dentaires mal ajustées;

- les personnes atteintes de pneumonie;

- les personnes porteuses du virus du VIH.

Le *Candida* peut provoquer une irritation du fessier chez le bébé. En outre, à tout âge, il peut causer une éruption de sueur avec douleur et rougeurs dans les replis de la peau, notamment entre le scrotum et les cuisses chez l'homme, et sous les seins chez la femme. La chaleur et l'humidité plus élevée dans ces régions fournit amplement de nutriments aux champignons.

## Prolifération

Une femme sur cinq en moyenne a une colonisation de *Candida* dans le vagin. La colonisation est contrôlée par l'équilibre délicat des bactéries vaginales, qui se disputent les nutriments avec la levure. Des substances chimiques présentes dans les sécrétions vaginales maîtrisent également la prolifération des corps nocifs.

Tout comme la vaginose bactérienne, la candidose

se manifeste lorsque des organismes prolifèrent et refoulent la flore vaginale régulière. La levure subsiste habituellement sous forme de spores (formes inertes semblables à des graines). Par ailleurs, quand la maladie commence à se manifester, les spores germent et croissent en des filaments microscopiques fongiques (mycéliums).

Les mycéliums se propagent dans la muqueuse vaginale et l'envahissent, causant ainsi de l'inflammation. Les parois du vagin sont recouvertes de filaments enchevêtrés blanchâtres qui peuvent être enlevés. En dessous, la peau est rougeâtre et enflammée. Dans les cas les plus graves, du sang peut suinter.

### Sécrétions vaginales

La plupart des ouvrages comparent les sécrétions vaginales d'une candidose à du fromage blanc (cottage). Par contre, la consistance des sécrétions peut varier grandement.

À l'occasion, les sécrétions seront plus sèches qu'à la normale, plus liquides, ou encore prendront une teinte verte. Les sécrétions vaginales causées par le *Candida* sont habituellement inodores, bien que vous puissiez noter une odeur de levure ou de champignon.

### Inflammation

L'inflammation, en général légère au début, provoque des démangeaisons plutôt que de la douleur. La douleur peut cependant devenir intolérable avec le temps. La vulve est très sensible à l'irritation, contrairement à l'intérieur du vagin.

Les sécrétions s'écoulent d'un vagin insensible et recouvrent la vulve, ce qui entraîne des démangeaisons vulvaires. Le site de l'infection se trouve néanmoins dans le vagin.

La vulve devient rouge et prurigineuse, puis doulou-reuse si vous la grattez. Une inflammation grave peut favoriser l'apparition de fissures superficielles dans la peau, dans des replis qui se forment de chaque côté des lèvres, ce qui est très douloureux. La femme qui a ce problème a même de la difficulté à marcher.

Il va donc de soi que l'urine causera une sensation de brûlure en coulant sur la vulve. Toutefois, cette sen-sation de brûlure est souvent attribuée à tort à une IVU.

## Comment on diagnostique une candidose

Un examen microscopique de lames enduites de sécré-tions vaginales permet de détecter le *Candida albicans* actif. Cette méthode est courante dans les cliniques génito-urinaires.

Par contre, les omnipraticiens n'effectuent pas cette analyse. Avant de poser un diagnostic de candidose, ils envoient d'abord un prélèvement au laboratoire de microbiologie régional.

Le médecin peut attendre les résultats ou faire un diagnostic à partir des symptômes apparents de sa pa-tiente et d'un examen de ses voies génitales.

Les lames colorées d'un frottis vaginal peuvent aussi confirmer la présence de *Candida*, mais le délai est si long que les résultats n'ont plus qu'un intérêt théorique. Vous pourriez être guérie avant même de recevoir les résultats. De plus, il se peut qu'un diagnostic ait déjà été posé et que le traitement soit terminé.

À l'occasion, le diagnostic de la candidose se trouve confirmé parce que vous avez utilisé un produit contre la candidose en vente libre ou sur ordonnance, et qu'il s'est révélé efficace.

## Le diagnostic est-il fiable ?

Une femme sur cinq est porteuse de *Candida* inactif dans son vagin. Un prélèvement positif ne prouve cependant pas que la candidose est responsable de l'infection.

L'examen microscopique sur place d'un prélève-ment vaginal, offert dans les cliniques génito-urinaires, peut aider à distinguer entre l'infection au *Candida* active, qu'on reconnaît à la prolifération de mycéliums, et les spores inactifs qui pourraient n'être que des pas-sagers. Plusieurs autres facteurs peuvent être à l'origi-ne des symptômes même en présence d'une infection active. Par exemple, une femme peut souffrir simulta-nément de candidose et de verrues génitales.

## Facteurs prédisposant à la candidose

On a publié de nombreux articles au sujet des causes de l'infection au *Candida*. La plupart des candidoses survien-nent sans avertissement et sans causes apparentes.

Les antibiothérapies à large spectre, comme la péni-cilline, figurent parmi les facteurs déclencheurs les plus connus. Les antibiotiques tuent les bactéries, mais pas les levures. Plus le spectre est large, plus le médica-ment va s'attaquer à un grand nombre d'espèces de bactéries.

Le nombre de bactéries vivantes dans le vagin diminue lorsque vous prenez des antibiotiques. Selon la largeur du spectre, certaines ou de nombreuses bactéries vaginales sont éliminées.

Le résultat : moins de bactéries font compétition au Candida, ce qui permet aux levures de croître dans l'espace libéré par les bactéries et de proliférer, provo-quant ainsi une crise de candidose vaginale.

Les hormones sexuelles féminines semblent favori-ser la prolifération de Candida, ce qui explique les faits suivants au sujet de la candidose :

- elle est fréquente durant la grossesse;
- elle se déclenche souvent quelques jours avant les règles;
- elle est en général plus courante durant les années de reproduction.

Ce sont tous des moments où le taux d'œstrogène est élevé chez la femme.

On a longtemps cru que le contraceptif oral augmentait les risques d'une infection au *Candida*. Cependant, il n'y a pas de preuves qui appuient cette hypothèse.

## Médicaments en vente libre contre les infections au *Candida*

Les deux antifongiques les plus populaires contre les infections au Candida sont le clotrimazole et le fluconazole. Ils sont offerts sous différentes formes. Vous pouvez donc choisir celui qui vous convient le mieux. Voici une liste des médicaments en vente libre contre la candidose.

| Nom générique | Nom commercial (ou du fabricant) | Description |
|---|---|---|
| Clotrimazole | Canesten[MD] | Pessaire (insertion dans le vagin) Pommade vaginale (usage interne) Pommade (usage externe) |
| Flucozanole | Diflucan One[MD] | Comprimé par voie orale |
| | Canesten Oral[MD] | Comprimé par voie orale |

Il est vrai que les contraceptifs oraux des années 1960 et 1970 étaient riches en œstrogène et qu'ils ont pu accroître les cas de candidose. En revanche, le taux d'œstrogène des contraceptifs oraux actuels est trop faible pour causer des problèmes.

La faiblesse du système immunitaire constitue un autre facteur de risque de l'infection au Candida. Cette dernière peut se manifester :

- si vous subissez un traitement stéroïdien;

- si vous subissez un traitement chimiothérapeutique contre le cancer;

- si vous êtes séropositive.

La candidose est plus courante chez les diabétiques, surtout chez celles qui maîtrisent mal leur condition. Le *Candida* prolifère dans un environnement riche en sucre (glucose).

## Traitement

L'infection au Candida est automodératrice et tend à se résorber d'elle-même. Par exemple, une crise qui se manifeste juste avant les règles peut cesser spontanément au début des menstruations. La candidose est toutefois fort déplaisante et rares sont les femmes qui veulent bien attendre qu'une crise importante dispa-raisse d'elle-même.

### Antifongiques

Bien que les symptômes de la candidose vaginale se manifestent surtout sur la vulve, le traitement vise à éradiquer les levures dont le réservoir se trouve dans le vagin. La thérapie de base contre la candidose comprend les antifongiques dont les noms se terminent en -azole, comme le clotrimazole.

Les antifongiques sont offerts sous forme de pessaires ou de pommades à étaler dans le vagin, ou encore sous forme de comprimés ou de pilules à prendre par voie orale, comme le fluconazole.

Des pommades conçues pour application externe sur la vulve peuvent procurer un soulagement plus rapide. Elles ne semblent cependant pas favoriser la guérison lorsqu'on les utilise seules (peut-être parce que les pommades utilisées en surface n'ont aucun effet sur l'infection dont le site est le vagin).

Les études ne montrent pas de différences significatives quant à l'efficacité d'un médicament par rapport à un autre, qu'il s'agisse de pessaires, de pommades vaginales ou de comprimés oraux, en vente libre ou sur ordonnance. Les médicaments offerts éliminent tous le *Candida* dans environ 90 % des cas.

Le traitement oral est plus pratique et fait moins de dégâts. Certaines femmes font davantage confiance à un produit qu'elles appliquent directement sur la partie touchée.

Les symptômes commencent à se résorber après un jour ou deux quel que soit le traitement utilisé. Une irritation légère peut persister pendant quelques jours.

### Élimination des facteurs qui peuvent causer la candidose

Outre l'utilisation d'un antifongique, il est important de reconnaître et d'éliminer, autant que possible, tous les facteurs prédisposant à la candidose. Puisque le *Candida* aime les environnements chauds et humides, la plupart des spécialistes suggèrent de garder votre région génitale le plus à sec possible en portant des vêtements amples, aérés et absorbants, faits de fibres naturelles comme le coton.

Presque tous les livres et toutes les brochures recommandent d'essuyer la région anale vers l'arrière. C'est un conseil judicieux, bien qu'il n'y ait aucune preuve scientifique de son efficacité.

### Douche vaginale

Vous pouvez également vous faire une douche vaginale de yaourt vivant biologique. Ce type de yaourt contient un type de bactérie, *Lactobacillus*, qui est présent dans le vagin de la femme en temps normal, mais qui est absent dans le cas d'une candidose.

Les bactéries *Lactobacillus* du yaourt devraient en principe reformer la flore vaginale et déstabiliser le *Candida*. Bien que cette pratique ne soit pas aussi efficace qu'on le suggère, le yaourt est apaisant et il peut aussi soulager les symptômes, quoiqu'il cause quelques dégâts.

Certaines personnes recommandent plutôt d'en manger. Malgré son manque de logique apparent, cette approche peut se révéler plus agréable.

### Alimentation « anti-*Candida* »

Les régimes alimentaires contre la candidose sont en vogue. En outre, on associe de nos jours bon nombre de symptômes et de conditions aux problèmes de levures, notamment l'encéphalite myalgique, la dépression et le syndrome du côlon irritable. Ces régimes n'ont aucun fondement scientifique.

Les rumeurs selon lesquelles le *Candida* peut s'étendre à tout le corps sont fausses. Seul le sang des accros à l'héroïne brune ou les patients de leucémie en phase terminale en contient.

L'alimentation anti-*Candida* n'a aucune logique. Ces régimes alimentaires suggèrent d'éliminer de votre menu la plupart des produits à base de levure. La notion selon laquelle l'élimination d'un type de levure peut aider à faire disparaître une autre forme de levure est plutôt étrange, surtout lorsqu'on sait que l'acide gastrique détruit les levures avec la plupart des autres micro-organismes peu après leur ingestion.

Certaines femmes ont néanmoins affirmé que ces régimes alimentaires les aidaient. Ils ne sont pas mauvais pour la santé, pour autant qu'ils fournissent un apport nutritionnel adéquat (ce qui n'est pas toujours le cas).

## À propos de votre partenaire sexuel

L'infection au *Candida* n'est pas une ITS. Les jeunes femmes vierges sont souvent sujettes à la candidose, mais l'infection se manifeste surtout chez les personnes très actives sexuellement. Jadis, on surnommait la candidose et la cystite la « maladie de la lune de miel ».

La raison est plutôt d'ordre mécanique. Le rapport sexuel peut nuire aux défenses naturelles du vagin contre l'infection. Il peut, par exemple, endommager les tissus déjà délicats qui sont davantage sensibles au *Candida* toujours présent.

Le *Candida* prolifère dans des environnements chauds et humides, et de préférence riches en glucose. C'est pour cette raison que l'homme est peu sujet aux crises de candidose, car le pénis, contrairement au vagin, est à l'abri de ces conditions. Les hommes sont en revanche touchés par trois affections légèrement différentes :

- une infection légère;

- une réaction allergique;

- une infection plus grave chez le diabétique.

### Infection légère

L'infection la plus courante consiste en l'apparition de taches rouges sur l'extrémité du pénis environ 24 heures après le rapport sexuel. Il s'agit d'une infection au *Candida* de courte durée.

L'infection disparaît d'elle-même pour autant que l'homme évite d'avoir des rapports sexuels avec une partenaire infectée, sinon il entretient son infection. Une analyse microbiologique d'un prélèvement sur le pénis infecté de l'homme confirme habituellement qu'il souffre d'une infection au *Candida*.

### Réaction allergique

L'homme peut aussi avoir une réaction allergique à l'infection de la femme. Le cas échéant, il peut avoir une légère sensation de brûlure au bout du pénis pendant une heure ou deux. Les levures elles-mêmes ne sont habituellement pas dépistables.

Dans les deux cas précédents, le traitement consiste à traiter au préalable l'infection de la femme; le problème de l'homme disparaîtra alors de lui-même. Il n'y a pas lieu de le traiter.

### Hommes diabétiques

La troisième forme d'infection au *Candida* se manifeste chez l'homme diabétique. Des taux élevés de glucose alimentent le *Candida* qui prolifère dans ces circonstances. Les symptômes sont similaires à ceux de la femme, c'est-à-dire des démangeaisons intenses, en plus d'une sensibilité et d'une inflammation du prépuce.

Le prépuce a une apparence normale. À noter que cette forme désagréable de candidose permet de diagnostiquer le diabète chez l'homme, et qu'elle peut aussi se manifester chez l'homme inactif sexuellement.

Le traitement du diabète fera disparaître l'infection.

## Récurrence de candidose

Il n'est pas rare que des femmes aient des crises de candidose à répétition pendant un moment. Ces épisodes peuvent être troublants en plus d'être difficiles à traiter. La meilleure approche contre le problème est d'adopter les mesures suivantes :

1 faites confirmer le diagnostic;

2 évitez les facteurs déclencheurs;

3 adoptez des mesures préventives;

4 surveillez votre peau.

### Confirmation du diagnostic

Il est essentiel de faire confirmer le diagnostic de candidose. Les possibilités sont multiples et incluent toutes les causes d'irritation vulvaire, de dysurie et de sécrétions vaginales.

À l'occasion, votre partenaire sexuel, votre médecin ou vous-même pouvez mettre en cause vos rapports sexuels. Afin de confirmer le diagnostic, il faut plusieurs tests positifs qui indiquent la présence de symptômes. De plus, vous devez réagir favorablement, du moins un peu, à des traitements spécifiques contre la candidose.

### Facteurs déclencheurs

Une fois le diagnostic confirmé, la deuxième étape consiste à déterminer les facteurs déclencheurs, puis à les éviter. Il convient d'essayer d'appliquer certaines mesures générales. Même dans le cas de facteurs inévitables, vous pourriez prévoir le déclenchement d'une crise, notamment avant vos règles ou après une escapade romantique.

## Mesures préventives

Si vos épisodes de candidose sont prévisibles, vous devez passer à la troisième étape, soit commencer un traitement avant le déclenchement de la crise. Il peut s'agir d'utiliser une pommade antifongique lubrifiante durant un rapport sexuel, ce qui peut prévenir les crises qui surviennent après ce moment d'intimité. Il existe un grand nombre de médicaments en vente libre dans le commerce. Vous pouvez donc faire l'essai de ces produits jusqu'à ce que vous trouviez le traitement qui vous convient le mieux.

Il y a plusieurs années, on croyait qu'en éliminant le *Candida albicans* de l'intestin, on pouvait prévenir le déclenchement d'une crise de *Candida* dans le vagin et éviter la récurrence. Bien que l'idée ait semblé intéressante, des études à cet effet n'ont révélé aucun bienfait, car le *Candida albicans* revient rapidement dans l'intestin, puis dans le vagin.

Il n'y a aucun avantage à traiter le partenaire masculin, même dans les cas de candidoses récurrentes. On n'a observé aucune différence.

## Conditions de la peau

lCertains sont d'avis que les infections au *Candida* récurrentes se produisent en présence de certaines conditions cutanées, notamment l'eczéma vulvaire. La peau déjà lésée par l'eczéma est encore plus sensible au *Candida albicans* normalement présent, qui prolifère alors dans les tissus touchés.

Il convient toutefois d'obtenir l'opinion d'un dermatologue, à savoir si vous avez une maladie de la peau et, le cas échéant, quel est le traitement approprié. Après plusieurs épisodes, certaines femmes développent une allergie au *Candida albicans* dans le vagin.

# Trichomonase

La trichomonase est une infection causée par le parasite *Trichomonas vaginalis*. Il s'agit d'un protozoaire mobile de la famille des amibes. Il n'est pas un virus, ni une bactérie, ni une levure, mais un peu plus qu'un simple microbe. Contrairement aux microbes qui causent une infection au *Candida*, le *Trichomonas vaginalis* ne surgit pas spontanément dans le vagin. Il doit provenir d'ailleurs, presque toujours d'un partenaire sexuel. Il cause toujours une inflammation grave. La zone jaune dans l'illustration indique la partie infectée du vagin et de la vulve.

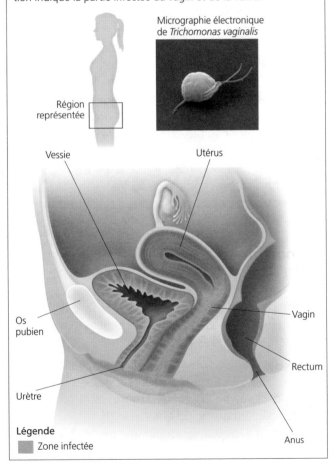

Micrographie électronique de *Trichomonas vaginalis*

Région représentée

Vessie

Utérus

Os pubien

Vagin

Rectum

Urètre

Anus

**Légende**
Zone infectée

Dans ce cas, toute présence de levure (même minime et normalement imperceptible) peut causer une crise de candidose avec des démangeaisons et de la douleur.

Vous pouvez ressentir des symptômes presque en permanence si vous développez ce type de réaction allergique. Bien sûr, vous devez prendre soin de respecter les mesures d'hygiène, mais elles peuvent s'avérer insuffisantes dans votre cas.

L'une des meilleures façons de vous en sortir est de reprogrammer votre réaction allergique au *Candida albicans*. Le but est d'éliminer complètement la levure du vagin assez longtemps pour que l'organisme « oublie » de réagir.

Des doses hebdomadaires de clotrinazole sous forme de pessaires ou de fluconazole oral (environ 100 mg) permettent habituellement de faire disparaître tous les symptômes. Ces traitements sont sécuritaires et durent de trois à six mois. Mis à part quelques crises occasionnelles, bon nombre de femmes voient leurs symptômes jadis quasi permanents disparaître à la fin du traitement.

## Trichomonase
### Définition

La trichomonase est une infection causée par le *Trichomonas vaginalis*, un protozoaire mobile de la même famille d'organismes que les amibes que vous avez peut-être étudiés à l'école.

Il s'agit d'une cellule dotée d'une membrane ondulée (semblable à une jupe à volant) et de cinq flagelles (avec des cils à une extrémité). Les flagelles bougent très rapidement quand on observe le *Trichomonas vaginalis* au microscope; l'organisme semble tourner en rond sans relâche.

Le *Trichomonas vaginalis* n'est pas un virus, ni une bactérie, ni une levure, mais un peu plus qu'un simple microbe. Contrairement aux microbes qui causent une infection au *Candida*, le *Trichomonas vaginalis* n'envahit pas naturellement le vagin.

## D'où provient-il ?

Il vient presque toujours d'un partenaire sexuel. Après une exposition au *Trichomonas vaginalis* au cours d'un rapport sexuel, la période habituelle d'incubation (soit la période entre le contact initial avec la personne infectée et l'apparition des symptômes) est de 5 à 28 jours.

## Quels sont les symptômes ?

Le *Trichomonas vaginalis* cause une inflammation importante, bien que, comme dans le cas d'autres infections vaginales, il soit parfois asymptomatique. La trichomonase est cependant rarement asymptomatique.

Les sécrétions vaginales générées par la présence de *Trichomonas vaginalis* contiennent du pus et parfois des filaments de sang. Vous devrez porter des protège-dessous pour éviter de mouiller vos sous-vêtements. L'inflammation s'étend à tout le vagin et notamment à la partie vaginale du col de l'utérus.

Les sécrétions vaginales s'écoulent sur la vulve, causant de la douleur et des rougeurs. Elles peuvent aussi atteindre vos cuisses.

L'inflammation du col utérin peut être si grave que le laboratoire ne pourra pas faire l'analyse du frottis, à part confirmer la présence de *Trichomonas vaginalis*. Un nouveau frottis s'avérera nécessaire après le traitement de l'infection.

## Pourquoi est-ce important ?

La trichomonase n'entraîne pas de conséquences à long terme ni de complications. Sa présence est cependant un signe important, car le *Trichomonas vaginalis* est souvent associé à des infections plus graves comme la gonorrhée ou la chlamydia. Le *Trichomonas vaginalis* provoque des symptômes, contraire-ment à la gonorrhée et à la chlamydia. Le *Trichomonas vaginalis* est un facteur déclencheur qui mène au dé-pistage de ces deux infections.

## Infections vaginales et traitements

Il existe trois formes d'infections vaginales majeures. Le tableau suivant indique leurs caractéristiques et leurs traitements.

| Condition | Symptômes | Traitement | Commentaire |
|---|---|---|---|
| Vaginose bactérienne | Odeur de poisson; irritation faible ou absente | Métronidazole; pommade de clindamycine | Très courante; plus grave après un rapport sexuel |
| Candidose | Sécrétions blanchâtres; démangeai-sons causant de la douleur | Antifongiques (sous forme de pessaires ou de comprimés) | Plus grave à la prise d'anti-biotiques |
| Trichomo-nase | Douleur, sécrétions aqueuses | Métronidazole | Infection transmise sexuellement |

## Comment on diagnostique la trichomonase ?

Il y a trois principales façons de dépister le *Trichomonas vaginalis*. On peut faire un prélèvement de sécrétions vaginales et les faire analyser au microscope en clinique génito-urinaire (microscopie sur place), ce qui donnera une image précise des organismes vivants et actifs. On peut aussi faire une culture vaginale que l'omnipraticien enverra au laboratoire. Il arrive enfin qu'on dépiste *Trichomonas vaginalis* lors d'un frottis de routine (voir précédemment).

## Le diagnostic est-il fiable ?

Aucun des tests visant à dépister le *Trichomonas vaginalis* n'excèdent une précision de 70 %. Bon nombre de facteurs compliquent le diagnostic.

Les cultures ou la microscopie sur place permettent de déterminer l'espèce de bactérie présente, et le diagnostic est très souvent juste. Par contre, les organismes peuvent s'y trouver en trop faible quantité pour être dépistés; ou encore les organismes peuvent mourir pendant leur trajet jusqu'au laboratoire.

Il arrive qu'on confonde le *Trichomonas vaginalis* avec une autre forme de cellule immunitaire (la ressemblance porte à confusion après l'injection d'une teinture dans le prélèvement, étape habituelle du test). Le diagnostic sera alors douteux jusqu'à ce qu'on puisse le confirmer autrement.

Le *Trichomonas vaginalis* se présente souvent de pair avec les bactéries responsables de la vaginose bactérienne; et comme ces dernières sont plus faciles à dépister, il se peut que seul le diagnostic de vaginose soit confirmé. Par bonheur, le traitement destiné à soulager la vaginose est aussi efficace contre la trichomonase.

Une trichomonase non diagnostiquée peut causer

des problèmes. Votre partenaire masculin, s'il ignore qu'il doit subir un traitement, peut vous retransmettre le parasite. De même, la trichomonase non diagnostiquée réduit vos chances de dépister et de traiter d'autres infections apparentées, comme la chlamydia et la gonorrhée.

### Facteurs prédisposant au *Trichomonas vaginalis*

Le parasite *Trichomonas vaginalis* se transmet sexuellement. Les facteurs qui y prédisposent sont ceux qui augmentent le risque de développer une ITS. Des études ont montré que les facteurs suivants sont plus courants chez les personnes déjà atteintes d'une ITS :

- un changement récent de partenaire sexuel;

- des rapports sexuels avec des partenaires autres que le partenaire habituel;

- un âge inférieur à 20 ans;

- le fait de vivre dans une grande ville;

- l'absence de méthode contraceptive avec barrière, par exemple des condoms.

### Traitement

L'antibiotique à spectre étroit appelé métronidazole pris sous forme orale est le médicament privilégié pour traiter la trichomonase. Les symptômes se résorbent très rapidement, en quelques jours. Le traitement sous forme de gel, qui peut aussi traiter la vaginose bactérienne, n'est pas aussi efficace que les comprimés pour enrayer le *Trichomonas vaginalis*.

L'échec du traitement peut avoir trois raisons. La plus courante est que vous êtes de nouveau infectée.

## Infection à l'herpès simplex génital

En général, ce virus se manifeste sur les lèvres par un bouton de fièvre (feu sauvage). Il peut aussi toucher les parties génitales où il est inactif chez 10 à 15 % de la population adulte infectée. L'illustration ci-dessous présente la région de la vulve qui est infectée, avec un agrandissement qui montre l'apparence de l'infection plus en détail.

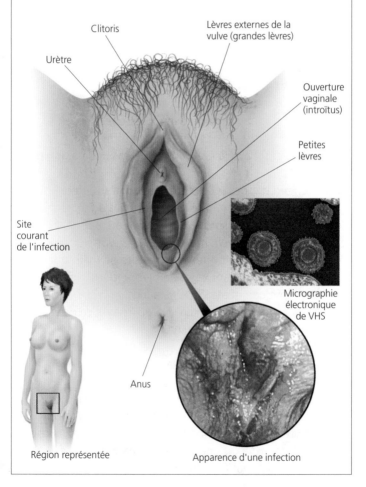

Clitoris

Lèvres externes de la vulve (grandes lèvres)

Urètre

Ouverture vaginale (introïtus)

Petites lèvres

Site courant de l'infection

Micrographie électronique de VHS

Anus

Région représentée

Apparence d'une infection

Assurez-vous que votre partenaire sexuel a été traité, et de préférence dans une clinique médicale spécialisée dans les troubles génito-urinaires.

Les deux autres raisons sont plutôt rares. Il se peut que votre type de *Trichomonas vaginalis* résiste soit au métronidazole, ou que la dose du médicament n'est pas suffisante pour détruire les bactéries. Vous devrez consulter un spécialiste si le traitement s'avère inefficace. Votre partenaire le devra aussi. Ainsi, vous ferez tous deux l'essai d'un autre antibiotique.

## À propos de votre partenaire sexuel

Le *Trichomonas vaginalis* peut survivre jusqu'à 45 minutes sur des objets comme les accessoires sexuels et même sur les sièges de toilettes. Une étude souligne que l'infection a déjà été transmise dans une baignoire à remous.

Cependant, des études menées auprès de femmes atteintes de trichomonase révèlent qu'il s'agit presque toujours d'une transmission sexuelle. Sachez que si vous souffrez de *Trichomonas vaginalis*, votre partenaire masculin sera porteur du parasite pendant quelques semaines suivant votre dernier rapport sexuel. Par contre, tout comme le *Candida albicans*, l'organisme finit par mourir chez l'homme, à moins que ce dernier ne soit de nouveau contaminé.

Les tests visant à dépister le *Trichomonas vaginalis* chez l'homme sont insatisfaisants. Il arrive qu'on voie l'organisme, mais que le test soit négatif ou qu'il révèle une inflammation non identifiée dans l'urètre mâle. Malheureusement, cette condition chez l'homme appelée urétrite non spécifique est habituellement causée par la *Chlamydia* ou une bactérie apparentée, et exige un traitement tout à fait différent.

Il est par conséquent important que votre partenaire masculin consulte un médecin spécialisé afin d'en être rassuré. Ce médecin doit aussi être informé de votre situation. Quels que soient les résultats de l'examen, votre partenaire doit toujours subir un traitement contre la trichomonase, sinon vous courez le risque d'être infectée de nouveau.

Dans le cas où votre partenaire est une femme, elle doit aussi subir un examen médical. La raison est fort simple; le *Trichomonas vaginalis* vit sur les accessoires sexuels ou sur les doigts et se transmet facilement d'une femme à une autre.

Le *Trichomonas vaginalis* apparaît souvent en même temps que la gonorrhée ou la chlamydia. Il est donc essentiel que votre partenaire et vous subissiez un examen à cet effet.

## Récurrence de la trichomonase

La récurrence d'une trichomonase après un traitement efficace signifie que vous souffrez d'une nouvelle infection. Il est donc probable que votre partenaire sexuel vous a réinfectée. En effet, la trichomonase ne réapparaît pas sans raison.

Par conséquent, assurez-vous d'abord qu'il s'agit d'une nouvelle infection et que les premiers diagnostics, puis les suivants, étaient justes. Dans le cas d'une récurrence réelle, il est important de distinguer entre une nouvelle infection ou l'échec d'un traitement.

# Infection à l'herpès simplex génital
## Définition

Un pourcentage élevé de la population adulte a le virus de l'herpès simplex (VHS). En général, ce virus se manifeste sur les lèvres par un bouton de fièvre (feu sauvage).

Un grand nombre de porteurs ne développeront pas de boutons de fièvre, car le virus est latent chez eux. Le VHS peut aussi toucher les parties génitales où il est également inactif chez 10 à 15 % de la population adulte infectée.

Il existe deux types de virus de l'herpès : VHS-1 et VHS-2. Il y a quelques années à peine, la présence de VHS-1 se limitait à la région de la bouche, alors que VHS-2 touchait les parties génitales. Ce n'est plus le cas, car dorénavant les deux types de virus se trouvent aux deux endroits. Il semble que plus de personnes pratiquent le sexe oral. Vous avez peut-être lu qu'il est important de savoir quel virus vous avez, car la récurrence est moins fréquente dans le cas du VHS-1 qu'avec le VHS-2.

### Comment le virus se transmet-il?

L'infection à l'herpès buccal (bouche et lèvres) tend à se transmettre entre enfants. L'herpès génital, pour sa part, provient d'un partenaire sexuel dans la vie adulte.

La transmission du virus peut se faire à partir des parties génitales de votre partenaire ou de ses lèvres pendant le sexe oral. Plusieurs personnes ont le virus sans le savoir. Soit elles sont asymptomatiques, soit elles ressentent une sensibilité occasionnelle qu'elles attribuent à une candidose ou à un autre trouble.

La période d'incubation (du moment de l'infection jusqu'à l'apparition des symptômes) est d'environ cinq jours. L'herpès est une infection récurrente. Le premier épisode (considéré la crise initiale) est habituellement le pire.

### Quels sont les symptômes ?

Des symptômes semblables à ceux de la grippe, accompagnés de maux de dos ou d'inconfort dans vos jambes, en plus d'un picotement au site du virus peuvent se manifester au début du premier épisode. Ces signes avant-coureurs de la crise sont appelés le prodrome.

Après un jour ou deux, les ganglions lymphatiques de l'aine enflent et deviennent sensibles. Des cloques très sensibles apparaissent graduellement sur les parties génitales. Plus tard, les cloques éclatent et de nombreux petits ulcères douloureux s'y forment.

Au cours des pires crises, des cloques continuent d'apparaître pendant deux ou trois semaines avant de commencer à guérir. Le VHS-2 reste toute la vie dans l'organisme et, après l'épisode original, le virus continue d'évoluer selon l'un des trois modèles suivants :

1   Vous n'aurez plus jamais de crises et le virus sera latent.

2   Vous aurez un ou deux autres épisodes quelques semaines ou quelques mois plus tard. Les nouveaux épisodes peuvent être plus légers et plus courts que le premier.

3   Vous ne ressentirez plus de symptômes, mais à l'occasion, le virus pourra être assez puissant pour infecter votre partenaire, même si vous êtes asymptomatique. Vous restez contagieuse bien que vous n'ayez plus de symptômes.

## Porteuse asymptomatique

Vous pouvez être contagieuse, même si vous n'avez pas de symptômes. Environ 50 % des nouvelles crises du VHS-2 se manifestent chez les personnes qui ont une relation amoureuse stable. Selon toute probabilité, le partenaire infecté ignorait qu'il souffrait d'herpès et qu'il était un porteur asymptomatique au moment de la transmission du virus.

La transmission asymptomatique est plutôt rare. Les

personnes qui souffrent d'herpès savent quand elles sont infectieuses, car elles ont toujours des symptômes. C'est cependant une possibilité qui soulève deux nouvelles inquiétudes :

1 Si vous êtes une porteuse asymptomatique, il vous est impossible de savoir quand vous êtes contagieuse et quand vous devez vous abstenir de tout rapport sexuel, car vous risquez d'infecter votre partenaire. Cette situation peut avoir de grandes répercussions sur votre vie sexuelle. La crainte de transmettre le virus à votre partenaire chaque fois que vous faites l'amour peut devenir une grande préoccupation.

2 Le partenaire d'une relation stable qui développe soudainement le virus de l'herpès a sans doute été infecté par l'autre personne, qui est un porteur asymptomatique. L'apparition soudaine de l'infection peut aussi éveiller les soupçons quant à une liaison du partenaire. Un tel doute peut détruire une relation.

## Comment on diagnostique l'herpès ?

Des tests standardisés en vue de dépister le VHS-2 permettent de trouver le virus. Il s'agit d'examens très précis qui sont habituellement exécutés en clinique génito-urinaire, bien que certains omnipraticiens les effectuent aussi sur place.

### À la recherche du virus

Le résultat positif n'apparaît que sur un échantillon prélevé à même les lésions. Il faut envoyer les prélèvements en laboratoire et, selon la nature du test pratiqué, les résultats seront disponibles après une semaine ou plus. Les cas d'herpès graves sont trop critiques pour attendre les résultats et il y a lieu de commencer le traitement avant la confirmation du laboratoire.

### Les bons antibiotiques

Il existe des analyses sanguines pour détecter les anticorps du VHS. Il s'agit de protéines constituées de leucocytes (globules blancs) destinés à combattre le virus.

Les analyses peuvent montrer si vous avez été infectée au VHS, bien qu'elles ne soient pas exactes à 100 %. Elles sont surtout utiles à des fins de recherche.

## Le diagnostic est-il fiable ?

Tout comme bien des femmes, vous avez peut-être des crises légères qui ne vous permettent pas de distinguer les symptômes de l'herpès de ceux d'une candidose. En fait, plusieurs symptômes attribués à une infection candidale récurrente peuvent être confondus avec ceux du VHS.

### Résultats faux négatifs

Un test sur un prélèvement peut se révéler négatif bien que le virus soit présent. Les résultats faux négatifs sont courants dans le cas d'une crise d'herpès.

Ils ont plusieurs causes, notamment :

- vos lésions commencent à guérir et ne produisent plus le virus;

- vous avez déjà été traitée contre l'herpès;

- les prélèvements sont mal manipulés avant leur arrivée au laboratoire.

### Tests positifs des anticorps, mais non contagiosité

En revanche, les analyses sanguines permettant de dépister les anticorps du VHS peuvent s'avérer positives sans qu'il y ait une crise. Le test montre que le VHS vous a infecté à un moment donné, sans toutefois prouver que le virus est responsable d'une lésion. En outre, l'analyse ne précise pas si vous êtes contagieuse ou non.

### Étude de cas : David

David, un directeur de bureau de 30 ans, a vu les symptômes de sa première crise d'herpès apparaître soudainement. Sa partenaire, Nicole, n'avait aucun antécédent d'herpès, mais elle semblait avoir transmis le virus à David puisqu'il n'avait pas eu de rapport sexuel avec une autre personne.

Nicole était probablement porteuse asymptomatique et a transmis l'infection à son partenaire sans le savoir. L'omnipraticien et son infirmière lui ont montré des illustrations de lésions d'herpès. Grâce à des discussions avec d'autres personnes atteintes du VHS, Nicole a appris rapidement à reconnaître les symptômes d'une crise.

Six mois plus tard, Nicole en savait assez pour se rendre compte qu'elle était porteuse depuis longtemps. Les symptômes étaient tellement légers qu'elle croyait souffrir de candidose.

## Facteurs prédisposant au VHS

La première crise d'herpès génital a toujours comme origine un rapport sexuel. La fréquence et la gravité des récurrences relèvent de nombreux facteurs, la majorité ayant trait à votre état immunitaire.

### Tension (Stress)

Vos crises peuvent souvent avoir un lien avec la tension (le stress) que vous vivez, par exemple lors d'examens, d'un mariage ou d'un déménagement. Vous pourriez avoir une crise juste avant vos règles et la méprendre pour une infection candidale, car le *Candida albicans* semble proliférer durant cette période.

## Lumière du jour

Vous savez sûrement que le soleil est la cause princi-
pale des boutons de fièvre. Le soleil peut aussi déclencher l'herpès génital, surtout si vous exposez les parties
sujettes à une éruption, notamment en prenant un
bain de soleil avec un très petit maillot ou nue.

## Système immunitaire faible

Un porteur asymptomatique n'a parfois sa première
crise que des années après la contamination. L'épisode
pourrait surgir à un moment où les défenses de la personne sont très faibles, si son système immunitaire est
à la baisse par suite d'une chimiothérapie ou si elle est
porteuse du VIH.

## Traitement

Certains médicaments spécifiques contre le virus de
l'herpès sont efficaces et sont rarement une cause
d'effets indésirables. L'acidovir (Zovirax<sup>MD</sup>), le
valaciclovir (Valtrex<sup>MD</sup>) et le famaciclovir (Famvir<sup>MD</sup>) sont
vendus sur ordonnance.

L'efficacité de ces médicaments est à peu près
semblable, bien que leur posologie varie. Le valaciclovir
et le famaciclovir doivent être pris une et deux fois par
jour respectivement. En revanche, l'acidovir doit être
pris cinq fois par jour. Comme ce dernier est le moins
coûteux, il est le plus souvent prescrit.

Tous ces médicaments procurent un soulagement
des symptômes en moins de 48 heures et suppriment
l'éruption de toute crise pendant que vous les prenez.
On pourrait alors prescrire une série de traitements
suppressifs aux personnes prédisposées aux
récurrences fréquentes.

L'effet à long terme de ces médicaments, par

contre, n'a pas encore été prouvé. Quand vous arrêtez de prendre le médicament, les risques de récurrence d'une crise d'herpès sont les mêmes que si vous aviez laissé l'infection se résorber d'elle-même.

Les traitements soulagent les symptômes, mais ne soignent pas vraiment la maladie. Ils peuvent cependant empêcher le virus de l'herpès de réapparaître et, pendant que vous les prenez, ils peuvent prévenir la transmission virale à votre partenaire.

## Quelles sont les complications ?

Il n'y a aucun effet physiologique à long terme. Le problème principal d'une crise d'herpès est la crainte de l'effet qu'aurait la transmission virale sur une relation actuelle ou future. Les personnes atteintes d'herpès se trouvent dans une impasse; elles doivent savoir quand et comment en discuter avec leur partenaire.

Le problème se pose surtout au début d'une nouvelle relation. Si vous parlez de votre situation à un nouveau partenaire au tout début de la relation, avant tout rapport sexuel, vous risquez de détruire la possibilité d'une belle aventure amoureuse.

En revanche, si vous attendez, votre partenaire pourrait être en colère de ne pas avoir été informé plus tôt, ou pire, d'avoir contracté le virus. La plupart des hommes sérieux comprendront votre problème. Expliquez-leur bien qu'ils peuvent se protéger en évitant les rapports sexuels durant les moments de contagion ou en portant un condom.

### Risques d'infection du bébé

Il y a un risque médical de transmettre votre virus au bébé à la naissance. Le bébé qui s'achemine à travers la filière génitale risque d'être infecté pendant l'accouchement si vous avez des lésions d'herpès.

Certains spécialistes en obstétrique recommandaient jadis la césarienne dans de tels cas. Cependant, il est rare que le bébé soit infecté.

Quoi qu'il en soit, le bébé peut être traité en toute sécurité avec le même médicament que vous prenez, bien qu'il y ait un risque que l'infection persiste. On ne propose plus de nos jours les accouchements par césarienne aux femmes atteintes d'herpès.

## À propos de votre partenaire sexuel

L'une des principales inquiétudes quand on apprend qu'on a le VHS est de savoir d'où il provient. Les lésions du VHS ne sont pas toujours visibles chez le partenaire, même s'il est porteur du virus. Jusqu'à récemment, il était très difficile de savoir qui avait infecté qui.

De nos jours, il existe des analyses sanguines qui permettent de déterminer si votre partenaire est immun au VHS. Dans ce cas, on suppose qu'il a été préalablement infecté.

Le cas échéant, soit votre partenaire était déjà porteur du virus, soit vous l'avez infecté. D'autre part, s'il n'est pas immun, il ne peut être responsable de l'infection et risque plutôt que vous la lui transmettiez.

Le VHS est une ITS. Comme on décèle souvent plus d'une ITS à la fois, il est bon que votre partenaire et vous subissiez des tests de dépistage. Par exemple, la chlamydia ou la gonorrhée peuvent être présentes sans pour autant causer de symptômes apparents.

## Causes de récurrence du VHS

La récurrence, soit une répétition des symptômes, se produit chez 50 % des personnes qui ont déjà souffert d'une première crise d'herpès. Elle est souvent précédée d'un prodrome, soit une série de symptômes comme des douleurs lancinantes le long des jambes ou dans le dos, suivies de picotements ou de douleur là où la lésion apparaît.

La récurrence rappelle la crise originale, mais elle est plus légère. Avec le temps, les poussées s'affaiblissent et sont moins fréquentes. Les médicaments contre les récurrences d'herpès sont utiles de trois façons :

1  ADès le début de la crise, vous pouvez commencer un traitement de cinq jours contre le virus. Si le médicament est pris immédiatement, il peut réduire la durée et l'intensité de la crise. Des études ont cependant montré que si la poussée d'herpès dure cinq jours ou moins, la prise d'un médicament contre le virus après son apparition ne réduira pas vraiment la durée de l'épisode ni sa contagion.

2  Les médicaments seront plus efficaces si vous pouvez prédire le déclenchement d'une crise, soit parce que vous savez ce qui la déclenche, soit que vous reconnaissez les signes avant-coureurs (le prodrome). Le fait de commencer le traitement avant la crise peut permettre d'interrompre l'évolution de l'infection jusqu'au stade des lésions (thérapie abortive).

3  Vous pouvez prendre des médicaments contre l'herpès de façon continue. Si vous êtes sujette à des crises fréquentes qui nuisent à votre qualité de vie, vous pouvez prendre des médicaments anti-herpès tous les jours à long terme afin de prévenir les épisodes du VHS (thérapie suppressive continue). La posologie est plus faible que dans le cas des crises.

## Verrues génitales

Les verrues sont causées par la transmission de souches du virus du papillome humain. La plupart des personnes touchées ne présentent aucun symptôme, et l'infection disparaît spontanément après deux ou trois ans. Pendant cette période, cependant, ces personnes peuvent être contagieuses sans le savoir. L'illustration suivante montre la région de la vulve atteinte de verrues génitales ainsi qu'un agrandissement des verrues.

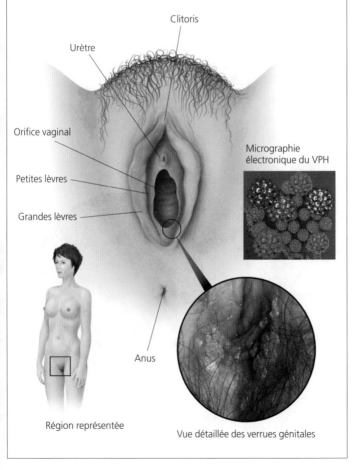

Clitoris

Urètre

Orifice vaginal

Petites lèvres

Grandes lèvres

Micrographie électronique du VPH

Anus

Région représentée

Vue détaillée des verrues génitales

# Verrues génitales chez l'homme

Les hommes rapportent leurs verrues génitales plus souvent que les femmes, probablement parce qu'elles sont plus faciles à voir sur le pénis. L'agrandissement montre une vue détaillée d'une verrue génitale.

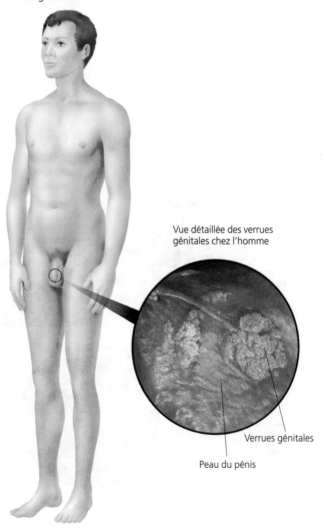

Vue détaillée des verrues génitales chez l'homme

Verrues génitales

Peau du pénis

### Étude ce cas : Monique

Monique est une infirmière de 21 ans qui souffre d'herpès génital depuis deux ans. Elle avait des crises aux quatre mois, et plus souvent lorsqu'elle était tendue (stressée).

Elle devait se marier prochainement et avait hâte de passer son voyage de noces au soleil. Elle craignait cependant que la tension (le stress) due aux préparatifs du mariage, de nombreux rapports sexuels et un grand ensoleillement déclenchent une crise d'herpès durant sa lune de miel.

Son omnipraticien lui a prescrit de l'acyclovir pendant un mois afin de supprimer ses crises. Il fallait prendre le médicament deux fois par jour, et ce, dès la semaine précédant le mariage. La journée de son mariage fut une réussite et sa lune de miel, idyllique… et sans herpès.

Les crises d'herpès sont un inconvénient mineur pour la plupart des gens. Si vous en faites partie, veillez à éviter autant que possible les facteurs déclencheurs d'une crise, notamment la tension (le stress). Vous pouvez aussi baigner la partie lésée dans une solution saline lorsqu'une crise se manifeste.

### Pommade à base d'acyclovir

L'acyclovir est offert en vente libre dans les pharmacies sous forme de pommade. Aucune étude n'a encore confirmé le degré d'efficacité des pommades, mais de nombreuses femmes ne jurent que par elles. Alors pourquoi ne pas en faire l'essai ? À noter que le produit en vente libre est destiné aux boutons de fièvre.

## Transmission de l'herpès

Le virus de l'herpès se transmet lors d'un contact direct

entre les lésions infectées et de la peau intacte. La peau à risque est mince, comme celle des lèvres de la vulve ou des parties génitales, ce qui permet au virus d'envahir la région et d'y proliférer.

Donc, le virus est presque toujours transmis par le contact des parties génitales de deux personnes pendant un rapport sexuel ou de la bouche aux parties génitales dans le cas d'un rapport sexuel bucco-génital (oral).

Il est possible, bien que rare, de transmettre votre infection à une autre partie de votre corps, par exemple si vous touchez un bouton de fièvre, puis vos parties génitales. Le savon et l'eau détruisent le virus. Un bon lavage des mains après avoir touché un bouton de fièvre peut éviter de propager l'infection.

Il n'y a aucun risque de transmission dans des situations sociales. Le virus ne vit pas sur des serviettes, dans les bains ni sur les tasses ou les verres.

## Verrues génitales
### Définition
Les verrues génitales sont causées par la transmission de souches du virus du papillome humain (VPH). Il y a plus de 100 espèces de souches différentes. Certaines d'entre elles provoquent l'apparition de verrues sur différentes parties du corps, notamment sur les mains et sur les pieds.

Les verrues génitales diffèrent de celles qui apparaissent ailleurs sur le corps. Elles ne se manifestent que dans la région génitale. À l'inverse, les autres espèces de verrues ne touchent pas les parties génitales.

### Les verrues génitales sont-elles courantes ?
Le virus du papillome humain est une infection assez répandue. On rapporte qu'environ 30 % des person-

# Traitements contre les verrues génitales

Les verrues génitales sont contraignantes et tendent à disparaître d'elles-mêmes. De nombreux traitements existent contre les verrues, notamment les traitements chimiques, par cautérisation et par cryothérapie.

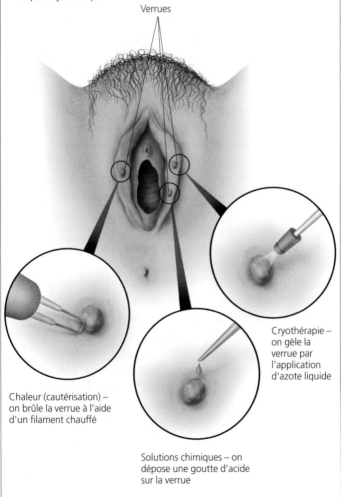

Verrues

Cryothérapie –
on gèle la
verrue par
l'application
d'azote liquide

Chaleur (cautérisation) –
on brûle la verrue à l'aide
d'un filament chauffé

Solutions chimiques – on
dépose une goutte d'acide
sur la verrue

nes actives sexuellement ont le virus à un moment ou à un autre, bien que la majorité des gens n'auront jamais de verrues.

Ces personnes n'auront jamais d'infection et ne sauront pas qu'elles étaient porteuses, même deux ou trois ans après avoir contracté le virus. Les porteurs de VPH demeurent toutefois contagieux pendant cette période et peuvent transmettre le virus à leur ou leurs partenaires.

## Description des verrues

Les souches des verrues génitales peuvent se diviser en deux catégories, soit les souches de type bénin et les souches de type associé à un cancer (oncogène). La souche bénigne irrite la peau de la vulve qui réagit en épaississant plus qu'à la normale. Les excroissances cutanées additionnelles (verrues) contiennent des particules diffusées du virus.

Les verrues génitales sont de petites tumeurs bénignes rosâtres qui croissent sur la vulve. Les souches oncogènes, c'est-à-dire celles qui causent parfois le cancer, touchent surtout le col de l'utérus et peuvent entraîner un cancer du col de l'utérus. Habituellement, la seule indication d'une infection de ce type provient d'un frottis cervical anormal. Les verrues dépistées sur la vulve ne sont pas celles qui augmentent les risques de cancer.

Le virus des verrues génitales s'infiltre dans les fines lésions (minces crevasses) souvent présentes sur la peau. Les principaux sites d'infection sont la partie inférieure de la vulve, vers l'arrière, et autour de l'anus. Le virus se répand ensuite à grande échelle sur la peau des parties génitales, provoquant l'apparition aléatoire de verrues, semblable à un champ de champignons.

## Les verrues génitales causent-elles des problèmes ?

Les problèmes associés aux verrues sont d'ordre cosmétique. Des démangeaisons peuvent se manifester si la verrue grossit et que des bactéries s'infiltrent dans ses crevasses.

Les verrues peuvent aussi nuire à une relation amoureuse, comme les autres ITS. La période d'incubation est longue, soit de plusieurs mois. L'apparition des verrues alors qu'une relation dure depuis un moment pourrait semer la méfiance et des soupçons d'infidélité.

### Traitements contre les verrues génitales

Les verrues génitales sont difficiles à traiter. Il y a par conséquent un grand nombre d'options de traitement. En voici une liste.

**Thérapies médicamenteuses**
- Podophyllotoxine en pommade ou liquide (Warticon[MD])
- Podophylline liquide

**Traitements physiques**
- Cryothérapie, par exemple application d'un jet d'azote liquide
- Traitements chimiques, par exemple à l'acide trichloroacétique
- Cautérisation
- Ablation chirurgicale

**Stimulation immunitaire, à l'aide d'une pommade d'imiquimod (Aldara[MD]), par exemple(Aldara)**

**Comment on diagnostique les verrues génitales ?**

Il n'existe pas de test destiné précisément à diagnostiquer les verrues génitales. Le diagnostic relève donc de l'expertise du médecin ou de l'infirmière pendant l'examen; ce diagnostic peut être confirmé par le prélèvement et l'analyse d'un échantillon (une biopsie), mais cette méthode est plutôt radicale à ce stade.

À l'avenir, on disposera de tels tests. Pour l'instant, les études visent surtout à mettre au point des tests afin de reconnaître les souches cancéreuses plutôt que les bénignes, pour des raisons évidentes. Si vous avez des verrues génitales, vous pourriez aussi avoir d'autres ITS et devriez donc subir des examens en conséquence.

**Le diagnostic est-il fiable ?**

De nombreuses imperfections de la peau peuvent avoir l'apparence d'une verrue génitale. En autres, mentionnons les acrochordons (fibromes mous), les nævus (grains de beauté), l'infection virale molluscum conta-giosum et bien d'autres encore. Il est parfois souhai-table d'attendre et de voir l'évolution d'une petite tache ou d'une grosseur, c'est-à-dire de vérifier si elle grossit ou si elle disparaît, comme le ferait un site d'infection.

Avec le temps, les verrues grossissent ou disparaissent. Une verrue qui ne change pas n'est peut-être pas une verrue. Dans le doute, le médecin peut suggérer une biopsie.

**Facteurs prédisposant aux verrues génitales**

Au départ, pour avoir des verrues génitales, une personne doit être active sexuellement, l'avoir déjà été ou à tout le moins avoir eu un rapport intime avec quelqu'un. Une infection causée par le VPH, encore plus que l'herpès, dépend de l'état de l'immunité.

L'immunité plus faible pendant la grossesse peut favoriser la croissance de verrues génitales. Les verrues peuvent causer des problèmes, bien que la plupart d'entre elles disparaissent d'elles-mêmes après la naissance du bébé.

Le diabète, le lupus érythémateux disséminé (systémique), la prise de stéroïdes ou la dialyse peuvent nuire à l'élimination des verrues génitales. Les verrues semblent aussi s'aggraver avec la tension (le stress) du quotidien.

## Traitement

L'infection causée par le VPH est difficile à traiter, car le virus est inactif dans l'organisme, comme celui de l'herpès. Vous pouvez tout au plus espérer éliminer les verrues génitales visibles. Le virus des verrues, enfoui dans la peau, disparaîtra de lui-même avec le temps.

L'élimination des verrues visibles demeure important, car elles sont probablement le site principal de contagion. Ainsi, vous pouvez devenir moins contagieuse. Les verrues sont, bien sûr, le seul signe externe d'infection, en plus de représenter un problème cosmétique. Leur ablation procure souvent un bienfait psychologique.

Il y a un grand nombre d'approches thérapeutiques contre les verrues. Cela en dit long : en effet, s'il existait une méthode de traitement qui élimine les verrues avec succès, on aurait abandonné les autres. Les traitements possibles ont divers objectifs.

### Thérapies médicamenteuses

Certains traitements ont pour but d'interrompre la croissance des verrues, et ce, par une intervention dans l'activité des cellules de la peau (citons l'extrait végétal podophylline, dont l'ingrédient actif est la résine de podophylle, souvent mis en marché sous forme de pommade).

### Cautériser ou geler

Divers procédés permettent d'éliminer les verrues, soit à l'aide de solutions chimiques (de l'acide concentré, par exemple), soit en les brûlant au moyen d'une application de chaleur (avec un filament chauffé dans le cas d'une cautérisation), soit en les gelant (avec de l'azote liquide, par exemple).

### Stimulation immunitaire

L'approche la plus récente consiste à stimuler le système immunitaire afin qu'il combatte le virus. Un médicament, l'imiquimod, est offert sous forme de pommade à étaler sur la région touchée en vue de stimuler l'immunité contre le virus qui cause les verrues génitales.

### Où se faire traiter ?

Votre médecin peut administrer certains traitements, mais un plus grand nombre sont offerts en clinique. Vous y trouverez aussi davantage de renseignements essentiels à la guérison de vos verrues. On peut sans doute, de nos jours, vous prescrire des traitements à effectuer vous-même.

### Le traitement est-il efficace ?

Les verrues génitales sont contraignantes et tendent à disparaître d'elles-mêmes, mais cela peut prendre des mois, voire des années. Le résultat du traitement varie grandement d'une personne à une autre.

Parfois, un seul traitement suffit à éliminer les verrues; vous pourriez cependant constater l'apparition de nouvelles verrues à d'autres endroits. Dans un cas très rare,

## Infections à *Chlamydia trachomatis* ou à *Neisseria gonorrhoeae*

La *Chlamydia trachomatis* et la *Neisseria gonorrhoeæ* infectent le col de l'utérus. Elles peuvent toutes les deux se propager dans les voies génitales supérieures et provoquer la maladie inflammatoire pelvienne (MIP).

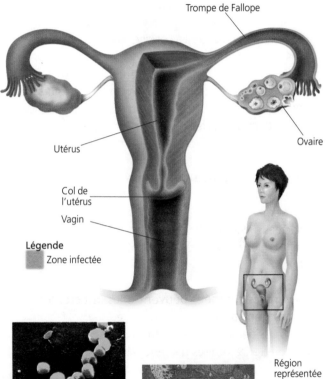

Trompe de Fallope

Ovaire

Utérus

Col de l'utérus

Vagin

**Légende**
Zone infectée

Région représentée

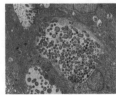

Micrographie électronique de *Neisseria gonorrhoeae*

Micrographie électronique de *Chlamydia trachomatis*

les verrues ne réagissent pas au traitement; il faut alors les faire enlever par chirurgie.

### Existe-t-il un vaccin ?

Un vaccin contre le VPH a récemment été mis au point. Certains pays envisagent de l'administrer aux jeunes filles et aux femmes en guise de protection contre certains types de VPH qui, croit-on, seraient à l'origine de cancers du col de l'utérus et de verrues génitales.

Le vaccin sera plus efficace s'il est administré avant que la jeune fille devienne active sexuellement. Il ne préviendra pas l'apparition de tous les types de cancer du col de l'utérus. Il importe donc que les femmes continuent de subir un frottis sur une base régulière, même après avoir été vaccinée.

## À propos de votre partenaire sexuel

La plupart des porteurs du VPH ainsi que leurs partenaires sont asymptomatiques. Les verrues sont parfois associées à d'autres ITS; c'est donc une bonne idée que les deux partenaires subissent un examen médical à cet égard.

### Les verrues cutanées peuvent-elles infecter les parties génitales ?

Vous vous demandez peut-être si les verrues génitales ont pu être transmises par le toucher ou d'autres parties du corps pendant les préliminaires. C'est peu probable, car la composition des verrues cutanées diffère grandement de celle des verrues génitales. En outre, chaque souche virale semble se concentrer à l'endroit où elle est le mieux adaptée.

### Éviter l'infection croisée

Les couples ne savent pas trop quoi faire pour prévenir

la transmission sexuelle du VPH lorsque l'un des partenaires a des verrues et l'autre, non. Dans la plupart des cas, cependant, le deuxième partenaire est infecté par le VPH, bien qu'il soit asymptomatique.

Les verrues génitales apparaissent souvent dans une relation après que le couple a des relations sexuelles non protégées depuis un certain temps. Le cas échéant, l'un des partenaires a pu être exposé au VPH bien avant de s'en apercevoir. Par ailleurs, l'un des partenaires peut l'avoir transmis sans le savoir.

Il est sensé d'essayer d'éviter toute infection croisée si votre partenaire ne peut pas être à l'origine de l'infection et qu'il risque peu d'avoir déjà été infecté (par exemple si vous n'avez pas eu de relations sexuelles ou que l'un de vous porte toujours un condom dès le début de la relation). Dans ce cas, abstenez-vous de tous rapports sexuels ou utilisez des préservatifs jusqu'à ce que vous soyez assurés que les verrues ont disparu. Cependant, les verrues reviennent fréquemment, car le virus reste dans l'organisme.

Quoi qu'il en soit, il est fort probable que votre partenaire ait déjà été exposé à cette condition bénigne ou qu'il le sera à l'avenir. Vous devrez donc, ensemble, décider d'une approche qui vous permettra d'éviter une infection croisée.

## À propos des verrues génitales récurrentes

La récurrence des verrues génitales est chose courante après un traitement efficace, et ce, après quelques mois seulement de leur première élimination. Cette récurrence n'est pas un signe que votre partenaire vous a de nouveau infectée, mais que le virus s'est activé.

À l'heure actuelle, rien ne permet de prévenir une récurrence, sauf la surveillance des facteurs prédispo-

## Comparaison entre la gonorrhée et la chlamydia

*Chlamydia trachomatis* et *Neisseria gonorrhoeae*, les bactéries qui causent la chlamydia et la gonorrhée, respectivement, ont beaucoup de traits en commun. Ces deux bactéries sont transmises sexuellement et elles infectent le col de l'utérus avec des symptômes légers ou parfois sans causer de symptômes.

| Caractéristiques | Gonorrhée | Chlamydia |
|---|---|---|
| Période d'incubation | 5 à 7 jours | 1 à 3 semaines |
| Site principal d'infection | Col de l'utérus | Col de l'utérus |
| Complication principale | Maladie inflammatoire pelvienne | Maladie inflammatoire pelvienne |
| Symptômes possibles chez l'homme (parfois asymptomatique) | Sécrétions de l'urètre | Sécrétions de l'urètre |
| Symptômes possibles chez la femme (parfois asymptomatique) | Sécrétions vaginales | Sécrétions vaginales |
| Association à d'autres infections | Trichomonase et/ou chlamydia | Trichomonase et/ou gonorrhée |
| Traitements courants | Amoxicilline (Amixil[MD]) Ciprofloxacine (Ciproxin[MD]) | Doxycycline (Vibramycin[MD]) Azithromycine (Zithromax[MD]) |

sants, puis le traitement de nouvelles verrues génitales. Il est quelque peu rassurant d'apprendre que des études indiquent que les verrues récurrentes semblent se résorber en moyenne plus rapidement que les précédentes.

## Chlamydia et gonorrhée
### Définition

La *Chlamydia trachomatis* et la *Neisseria gonorrhoeae*, les bactéries qui causent les infections de chlamydia et de gonorrhée, ont de nombreux points en commun. Ce sont deux bactéries transmises sexuellement qui infectent le col de l'utérus et qui causent certains symptômes.

Elles peuvent aussi toutes les deux se propager dans les voies génitales supérieures et provoquer la maladie inflammatoire pelvienne. Ces bac-téries, si elles sont présentes sur le col de l'utérus lors de l'accouchement, peuvent aussi infecter les yeux du nouveau-né, causant une conjonctivite.

Elles présentent cependant des différences. La chlamydia est une infection plus légère dont la période d'incubation et le traitement ont tendance à être plus longs. Elle est aussi plus fréquente que la gonorrhée, touchant 3 % de toutes les femmes qui participent à des cliniques de planification familiale, et de 1 à 10 jeunes femmes vivant dans les villes.

La gonorrhée est surnommée la « chaude-pisse ». C'est une maladie vénérienne connue depuis toujours et qui est une source légitime de divorce dans certains pays. La femme qui contracte la gonorrhée de son époux, même si l'infection remonte à avant le mariage, peut demander le divorce, et vice versa!

# Infertilité résultant de la maladie inflammatoire pelvienne

L'infertilité peut découler d'une MIP en raison du blocage des trompes de Fallope. Les risques d'une grossesse ectopique sont aussi plus élevés, car l'œuf ou ovule fécondé ne peut plus migrer dans la trompe bloquée. L'ovule croît alors sur place, dans la trompe de Fallope, ce qui peut mener à une rupture de la paroi de la trompe.

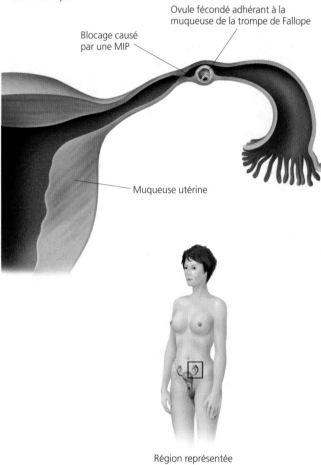

Ovule fécondé adhérant à la muqueuse de la trompe de Fallope

Blocage causé par une MIP

Muqueuse utérine

Région représentée

## Comment on diagnostique la chlamydia et la gonorrhée

Les deux infections présentent rarement des symptômes. Le col de l'utérus peut sembler normal même examiné à l'aide du spéculum.

### Symptômes d'infection

Une infection peut être dépistée de différentes façons :

- lors des examens systématiques associés à une autre ITS;

- parce que le partenaire a des symptômes;

- quand le frottis cervical présente des signes d'infection;

- quand, après un accouchement vaginal, le bébé d'une mère infectée développe une conjonctivite.

### Frottis cervicaux

Ces analyses ont pour but de dépister les organismes responsables. Elles permettent de déceler la présence de la *Chlamydia trachomatis* et de la *Neisseria gonorrhoeae*. Le médecin ou l'infirmière peut faire un prélèvement au site à l'aide d'un spéculum.

### Nouveaux examens

Il existe aujourd'hui de nouvelles méthodes qui aident à dépister le problème. Un simple frottis vulvaire ainsi qu'une analyse urinaire sans examen interne permettent de reconnaître les bactéries infectieuses. Grâce à ces nouvelles approches, les personnes ciblées peuvent faire leurs propres prélèvements si elles le désirent.

## Le diagnostic est-il fiable ?

Il est difficile d'affirmer hors de tout doute que les tests actuels peuvent confirmer l'absence de *Neisseria gonorrhoeae* ou de *Chlamydia trachomatis*. Les bactéries *Neisseria gonorrhoeae* sont fragiles et peuvent mourir dans la boîte de Pétri avant même que le microbiologiste puisse confirmer le diagnostic, surtout si le laboratoire est éloigné du centre de prélèvements.

Même lorsqu'il est prélevé par des experts, le simple frottis effectué en vue de diagnostiquer une gonorrhée ne révèle une infection que dans 80 % des cas. Un résultat négatif n'écarte pas nécessairement la présence d'une infection.

La *Chlamydia trachomatis*, pour sa part, est aussi difficile à dépister. Certaines méthodes de dépistage sont plus efficaces que d'autres. Un nouveau test permet de confirmer 40 % des cas de plus que le test précédent. Malgré cela, il ne reconnaît pas tous les cas d'infection, surtout si on utilise un échantillon d'urine.

## Traitement

L'antibiotique approprié jumelé au traitement que suivra le partenaire devrait éliminer ces infections. La gonorrhée, qui réagit favora-blement à une vaste gamme d'antibiotiques, se traite facilement, bien qu'une résistance à l'action de cer-tains antibiotiques puisse devenir problématique.

La chlamydia est une infection plus trompeuse, car peu d'antibiotiques réussissent à éliminer la bactérie responsable. La pénicilline, fort utilisée, et les antibiotiques de la famille de la céphalosporine (dont l'amoxicilline et la céphalexine) sont inefficaces pour traiter la chlamydia, car ils attaquent et tuent les bactéries en perforant leur membrane cellulaire, alors que la *Chlamydia trachomatis* n'a pas de membrane cellulaire.

La chlamydia peut aussi résister aux antibiotiques

pendant quelques jours en passant au stade de latence. Pour l'éliminer, il faut prendre l'antibiotique approprié pendant sept jours. Il existe à l'heure actuelle un antibiotique contre la chlamydia, l'azithromycine, qu'on administre en une seule dose, car le médicament est actif dans l'organisme jusqu'à trois semaines.

## Complications possibles

La MIP (maladie inflammatoire pelvienne) est la complication la plus grave des deux formes d'infection. On estime qu'environ 10 % des femmes souffrant de gonorrhée affichent des signes de MIP. De plus, les risques de développer une MIP continueront d'aug-menter tant que l'infection actuelle ne sera pas traitée.

# Maladie inflammatoire pelvienne
## Définition

Le processus d'évolution d'une gonorrhée ou d'une chlamydia en MIP est le même, quoiqu'il puisse présenter des variances. Ces infections se propagent depuis le col de l'utérus jusque dans l'utérus et les trompes de Fallope, causant de l'inflammation.

La muqueuse des trompes enfle et cicatrise à mesure que l'inflammation se développe. Les parois alors déformées adhèrent l'une à l'autre. Avec le temps, le passage qui permet à l'ovule fécondé de se rendre à l'utérus est bloqué.

## Quels sont les symptômes ?

Au début, vous ressentez une douleur vague ou sourde dans le bassin. La douleur pourrait être plus intense pendant les rapports sexuels, au point où vous devrez interrompre l'acte. Vous pourriez ressentir un malaise général selon la gravité de votre infection. Si la douleur devient très intense, il faut vous rendre à l'hôpital, où l'on vous administrera un antibiotique au goutte-à-goutte.

Une douleur plus légère, quoique chronique, peut se manifester pendant des semaines, voire des mois. Elle entraîne souvent un mauvais premier diagnostic, car il est difficile de situer la source précise d'infection. Dans le cas d'une MIP très légère, les symptômes sont si minimes que vous pourriez ne jamais avoir conscience de votre infection jusqu'à ce qu'on vous informe que vos trompes de Fallope sont complètement bloquées.

## Risques possibles

L'infertilité est une conséquence grave de la MIP, de même que la grossesse ectopique, qui survient lorsque le trajet de l'ovule fécondé est bloqué et que les tissus cicatriciels causés par la MIP empêchent la migration de l'ovule vers l'utérus.

L'ovule fécondé peut alors se développer sur place, dans la trompe de Fallope. Vers la sixième semaine de grossesse, une rupture de la trompe peut survenir et causer une hémorragie interne grave, parfois mortelle.

## Propagation à d'autres parties des voies génitales

Les *Neisseria gonorrhoeae* et *Chlamydia trachomatis* génèrent aussi des infections graves ailleurs dans les voies génitales. Les deux conditions peuvent également provoquer une infection des glandes lubrifiantes de la vulve.

La glande la plus importante et, par conséquent, la plus couramment infectée, est la glande de Bartholin. On nomme la condition bartholinite. La glande est enflée et remplie de pus. Il faut alors la drainer chirurgicalement.

## À propos de votre partenaire sexuel

Ces deux infections peuvent entraîner un écoulement du pénis. La gonorrhée semble provoquer davantage de symptômes apparents, comme une production accrue de sécrétions ou de douleur à la miction.

Chez l'homme, les symptômes de la gonorrhée sont plus apparents que ceux de la chlamydia. En fait, les hommes souffrant de chlamydia peuvent être asymptomatiques, même après avoir subi des tests spécifiques en clinique.

Dans le cas des lesbiennes, les risques de transmission de chlamydia ou de gonorrhée sont beaucoup plus faibles que chez le couple hétérosexuel. En revanche, comme les conséquences de l'une ou de l'autre infection peuvent être très graves, il est préférable que les partenaires féminines subissent les examens nécessaires. Par mesure de sécurité, les deux partenaires peuvent suivre le traitement même en cas de résultats négatifs.

## Récurrence de la chlamydia ou de la gonorrhée

Pour autant que ces infections soient traitées correctement, il ne devrait pas y avoir de risque de récurrence, à moins que la personne soit de nouveau infectée par son partenaire sexuel habituel ou un autre.

# Autres causes de douleurs pelviennes

Voici d'autres causes de douleurs dans les voies génitales supérieures :

- l'endométriose;

- des saignements ou la torsion des fibromes ou des kystes ovariens.

## Endométriose

### Définition

L'endométriose est un trouble gynécologique caractérisé par la croissance de la muqueuse épithéliale prismatique utérine (endomètre) à l'extérieur de l'utérus. On constate souvent que ces croissances ont adhéré aux parois du bassin ou aux ovaires. Leur action est la même, qu'elles se trouvent à l'intérieur ou à l'extérieur de l'utérus; elles se gonflent pendant le cycle menstruel jusqu'au début des règles, alors que commencent les écoulements sanguins.

### Symptômes

Une femme peut faire de l'endométriose sans le savoir et sans subir d'inconvénient. Mais l'endométriose peut aussi être douloureuse. La douleur provient d'abord de la pression que causent les tissus qui se gonflent avant les règles, puis du sang qui s'écoule des tissus dans le bassin au début des règles.

La douleur causée par l'endométriose commence en général juste avant les règles et disparaît une journée ou deux après qu'elles ont commencé. À long terme, l'endométriose peut laisser des tissus cicatriciels, ce qui rend les rapports sexuels douloureux, bloque les trompes de Fallope et cause l'infertilité.

### Traitement

On vous prescrira des hormones semblables à un contraceptif oral combiné si vous avez besoin d'un traitement. En général, les symptômes vont diminuer. La grossesse peut soulager l'endométriose, quoique temporairement, car la condition peut réapparaître après l'accouchement ou le retour des règles.

## Fibromes

### Définition

Les fibromes sont des masses de muscle logées dans la paroi utérine ou se projetant à l'extérieur de la paroi. De nombreuses femmes sont sujettes aux fibromes pendant leurs années reproductrices.

Les fibromes semblent plus fréquents avec l'âge. Ils ont cependant tendance à se résorber après la ménopause.

### Symptômes

Il y a de fortes chances que vous ne sachiez pas que vous avez des fibromes. Votre médecin pourrait cependant les dépister pendant un examen pelvien de routine. En revanche, si vos fibromes sont enchâssés dans la cavité utérine, ils accroissent sa surface et la rendent irrégulière. Cela produit des saignements abondants et de la douleur pendant les règles, outre une diminution de la fertilité.

Les fibromes peuvent aussi croître sur de petits pédicules émanant de l'utérus, puis se tordre et couper leur propre alimentation sanguine. Un fibrome peut se mettre à saigner, surtout pendant une grossesse.

### Traitement

La torsion ou les saignements des fibromes peuvent provoquer une douleur lancinante soudaine. Vous devrez peut-être alors vous rendre à l'hôpital. Une fois le diagnostic posé, par contre, vous n'aurez qu'à prendre des analgésiques jusqu'à ce que la douleur se calme.

## Kystes ovariens

La présence de petits kystes ovariens dont la taille fluctue pendant le cycle menstruel est chose normale. Par contre, un simple kyste peut à l'occasion grossir démesurément et, tout comme le fibrome, se tordre puis empêcher toute alimentation sanguine ou commencer à saigner dans sa cavité.

À ce moment, la douleur devient soudainement intolérable d'un côté ou de l'autre du bassin. Aucun traitement n'est nécessaire, car le problème disparaît de lui-même.

## Grossesse ectopique

Une grossesse ectopique peut causer la mort. Un ovule fécondé reste coincé dans une trompe de Fallope et y croît. Vers la sixième ou la huitième semaine de grossesse, l'embryon qui grossit peut causer la rupture de la trompe, ce qui va entraîner une hémorragie interne grave dans l'abdomen. Il faut intervenir sur-le-champ par une chirurgie d'urgence afin d'interrompre l'hémorragie.

### Dépistage des douleurs pelviennes

La meilleure façon de trouver la cause d'une douleur pelvienne est de subir une chirurgie, appelée laparoscopie. Le chirurgien pratique cette intervention sous anesthésie générale.

On insère un petit tube semblable à un télescope par une incision faite dans l'abdomen et on y injecte de l'air. Le chirurgien peut alors évaluer le problème grâce au laparoscope. Il arrive cependant qu'il ne soit pas en mesure de diagnostiquer le problème, même avec cette technologie de pointe.

Rappelez-vous que la douleur peut provenir d'un autre organe du bassin et n'avoir aucun lien avec les voies génitales. Vous trouverez davantage de renseignements sur les douleurs pelviennes dans le chapitre intitulé « Problèmes possibles ».

## POINTS CLÉS

■ Les infections urinaires sont plus fréquentes chez la femme, mais elles sont faciles à traiter.

■ Les ITS les plus graves, comme la gonorrhée et la chlamydia, provoquent rarement des symptômes chez la femme et peuvent aussi rester latentes chez l'homme.

■ Les infections génitales non traitées peuvent mener à une infection, voire à l'infertilité.

■ Un virus semblable à celui qui cause les boutons de fièvre est responsable de l'herpès génital, une condition qui touche entre 10 et 15 % des gens.

■ Les verrues génitales apparentes sont un problème d'ordre plus cosmétique que physique.

■ Afin d'éviter la récurrence des infections génitales, il convient que les deux partenaires subissent un examen médical, même si seulement l'un des deux présente des symptômes.

■ Si vous avez une ITS, vous devez impérativement subir les tests nécessaires afin de vous assurer que vous n'avez pas d'autres ITS.

# Déterminer le problème

## Où trouver de l'aide

Les cliniques où travaille du personnel spécialisé en santé sexuelle peuvent vous aider. Ces personnes ne sont pas choquées ou gênées, et ne portent pas de jugement sur les gens qui les consultent.

## Médecine générale

La clinique de votre omnipraticien est un bon point de départ dans le cas d'un symptôme génital. Certaines infirmières traitantes ont une formation en planification familiale et/ou en symptômes génitaux. Le cas échéant, l'infirmière pourra, de concert avec le médecin, procéder à des frottis afin de déterminer l'infection et proposer un traitement approprié avant même de recevoir les résultats du test.

Vous pouvez commencer par discuter de votre cas avec l'infirmière, qui vous référera à un médecin ou pourra même faire en sorte que le médecin vous voie immédiatement, le cas échéant.

Votre médecin et l'infirmière ont accès à votre dossier médical, et sont au courant des médicaments que vous prenez. Cette information peut les aider à poser un diagnostic correct et à prescrire un traitement compatible avec vos autres médicaments.

Certaines personnes éprouvent de l'embarras à discuter de leur infection génitale avec un médecin qui les connaît, bien que cette situation présente des avantages. Si c'est le cas, il serait préférable de vous rendre à une clinique spécialisée en symptômes génitaux. Par ailleurs, beaucoup de médecins réfèrent immédiatement leurs patients à de telles cliniques au lieu de procéder eux-mêmes aux tests et aux analyses.

## Cliniques de planification familiale

Le rôle premier d'une clinique de planification familiale est d'offrir des conseils à cet égard. Le personnel de ces cliniques est cependant spécialisé dans un grand nombre d'aspects de la santé sexuelle. Il lui est possible d'effectuer un prélèvement par frottis, en plus de procurer des renseignements pratiques à leurs patients. Le médecin ou l'infirmière pourraient vous recommander une clinique génito-urinaire locale si votre cas est complexe.

## Cliniques génito-urinaires

La plupart des centres hospitaliers ont sur place une clinique de soins génito-urinaires. Si ce n'est pas le cas, le chirurgien général devrait pouvoir vous référer à la clinique la plus proche. Vous pouvez également consulter l'annuaire téléphonique pour trouver une clinique.

Les cliniques génito-urinaires peuvent poser le diagnostic dans le cas de tous les types de symptômes génitaux, et pas seulement des ITS, ainsi que proposer un traitement. Les médecins spécialisés en troubles génitaux ont une longue formation en la matière.

Les consultations en clinique spécialisées demeurent confidentielles. Très souvent, on peut confirmer le diagnostic sur-le-champ en examinant le frottis au microscope. En Angleterre, les médicaments prescrits par ces cliniques sont gratuits.

## Autres spécialistes

Les omnipraticiens, les cliniques de planification familiale et les cliniques génito-urinaires peuvent référer leurs patients à d'autres spécialistes lorsque le problème déborde leurs compétences. Voici les principaux spécialistes en matière de symptômes génitaux :

- les gynécologues : ce sont des médecins spécialistes des troubles menstruels et des douleurs pelviennes. En outre, ils peuvent pratiquer des opérations au besoin;

- les dermatologues : ce sont des médecins spécialistes des maladies de la peau. Plusieurs d'entre eux ont une clinique « vulvaire » spécialisée dans le traitement de maladies spécifiques à la vulve;

- les conseillers psychosexuels : ils interviennent dans le cas de problèmes sexuels d'ordre psychologique, notamment la crainte des rapports sexuels ou le vaginisme.

## Pharmacies

Les pharmaciens ont étudié les symptômes génitaux et peuvent conseiller une thérapie médicamenteuse appropriée, dans le cas d'une candidose par exemple.

Un contraceptif d'urgence se vend en pharmacie

pour les femmes de plus de 16 ans. Plusieurs pharmacies font des tests de chlamydia et proposent des solutions thérapeutiques, au besoin.

Il y a maintenant plusieurs médicaments pour des symptômes génitaux en vente libre dans les pharmacies. Vous pouvez, par exemple, vous procurer des traitements contre la candidose, ou acheter des pommades contre l'herpès buccal et les troubles de la peau superficiels.

## À quoi faut-il s'attendre ?

En cas de symptôme génital, on devrait idéalement subir un examen complet, y compris un frottis microbiologique. Dans le cas d'infections particulières, on effectue souvent des tests plus ciblés. Par exemple, les frottis pratiqués en vue de dépister les infections bactériennes peuvent indiquer la présence de *Candida albicans*; par contre, ils ne sont pas conçus pour dépister l'infection au chlamydia, car les deux tests demandent des manipulations différentes.

Les frottis du col de l'utérus servent à dépister toute anomalie cellulaire qui pourrait évoluer en un cancer. Ils détectent à l'occasion des changements attribuables à une candidose, des verrues génitales et le *Trichomonas vaginalis*, mais leur véritable fonction consiste à vérifier les changements du col de l'utérus.

Par conséquent, il importe de faire part au médecin ou à l'infirmière qui effectue le frottis de vos symptômes ou préoccupations. Il ou elle pourra alors choisir le test de dépistage approprié.

### Examen génital

Chaque médecin ou chaque infirmière a sa propre méthode pour procéder à l'examen génital de la femme.

## Ganglions lymphatiques de l'aine

Pendant un examen général de routine, le médecin vérifie vos ganglions lymphatiques afin de s'assurer qu'ils ne sont pas enflés ni sensibles.

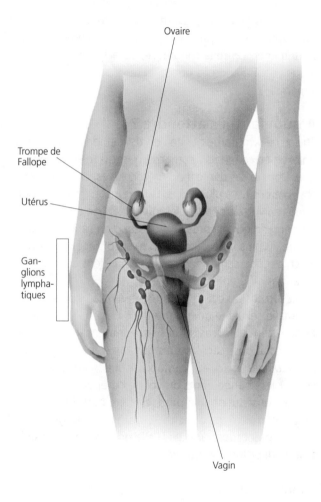

Ovaire

Trompe de Fallope

Utérus

Ganglions lymphatiques

Vagin

La technique utilisée importe peu en autant que l'éclairage soit suffisant pour bien voir la peau de la vulve, et bien examiner le col de l'utérus et la paroi vaginale (à l'aide d'un spéculum), sans causer trop d'inconfort.

Pendant un examen général de routine, vous êtes allongée; vos jambes sont surélevées et vos genoux, écartés. La plupart du temps, un appareil supporte vos genoux ou vos talons, ce qui permet à la personne qui fait l'examen de bien voir.

## Examen externe

Un examen attentif de la vulve permet de repérer toute décoloration ou rougeur de la peau, des sécrétions, des ulcères ou toute autre infection comme des follicules pileux infectés. La plupart des médecins s'assurent en même temps que les ganglions lymphatiques de l'aine ne sont ni enflés ni sensibles.

## Examen interne

Un spéculum inséré dans le vagin permet de mieux voir la paroi vaginale et le col de l'utérus, en plus de faciliter le prélèvement d'un frottis. Le spéculum est habituellement en plastique transparent ou en métal. Souvent, le médecin le réchauffe et le lubrifie afin de procéder à l'insertion sans douleur. Le spéculum a la forme d'un bec de canard. Une fois l'appareil inséré dans le vagin, les deux parties s'écartent et tiennent la paroi vaginale en place afin de faciliter l'examen du col utérin.

## Prélèvement d'un frottis

Le médecin ou l'infirmière vérifie visuellement la présence d'un écoulement vulvaire ou de sécrétions cervi-

## Examen interne

Pendant un examen général de routine, vous êtes allongée sur le dos, les jambes écartées et soutenues. Un spéculum inséré dans le vagin permet de mieux voir le col de l'utérus, et de prendre un frottis du col et du vagin.

Vue d'un col en santé

Le spéculum se compose de deux lames qui, une fois ouvertes, écartent et retiennent la paroi vaginale afin de permettre de voir le col de l'utérus

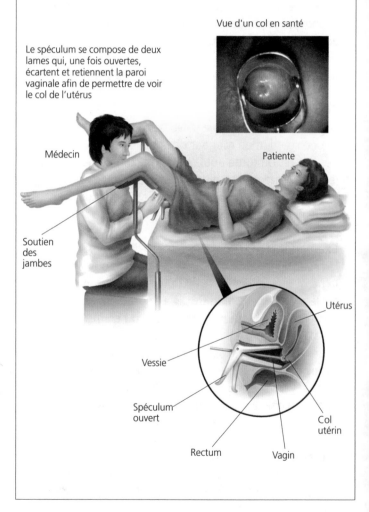

Médecin

Patiente

Soutien des jambes

Utérus

Vessie

Spéculum ouvert

Col utérin

Rectum

Vagin

cales, puis insère le coton-tige dans le vagin afin de faire un prélèvement. On peut aussi faire des frottis de la paroi vaginale en vue de dépister une candidose, une vaginose bactérienne ou une trichomonase, ainsi que sur l'ouverture du col utérin afin de déceler une chlamydia ou une gonorrhée.

Le spéculum est ensuite resserré, puis fermé avant d'être retiré délicatement. À l'occasion, on fait un frottis de l'urètre.

### Examen bimanuel

Après l'examen à l'aide d'un spéculum, ou peu avant, la plupart des médecins tâtent l'utérus et les trompes afin d'en évaluer la taille, la forme et, possiblement, la sensibilité. Il s'agit de l'examen bimanuel.

Cet examen est pratiqué en insérant deux doigts dans le vagin et en faisant bouger le col de l'utérus dans le but de dépister toute sensibilité. Simultanément, le médecin place l'autre main sur le bas de l'abdomen en exerçant une pression sur l'utérus afin de mieux palper les organes.

### Dans le cas d'un petit orifice vaginal

Les femmes qui n'ont jamais eu de rapports sexuels ou qui n'en ont pas eu récemment peuvent avoir un orifice vaginal plus étroit, surtout au stade de la postménopause. Il n'est pas toujours possible d'examiner ces femmes et c'est rarement nécessaire.

Par contre, il existe de petits spéculums qu'on peut utiliser dans ces cas. Le petit format est utile si vous êtes anxieuse ou très endolorie.

### Mauvais côtés des examens

Subir un examen gynécologique n'est pas toujours

## Examen bimanuel

Le médecin peut évaluer la taille, la forme et la sensibilité de l'utérus et des trompes de Fallope avec ses deux mains. C'est l'examen bimanuel. Ce dernier fait partie intégrante des examens génitaux de routine.

Le médecin insère deux doigts dans le vagin et fait bouger le col de l'utérus en vue de dépister toute sensibilité. En même temps, il place son autre main sur le bas de l'abdomen en exerçant une pression sur l'utérus afin de palper les organes.

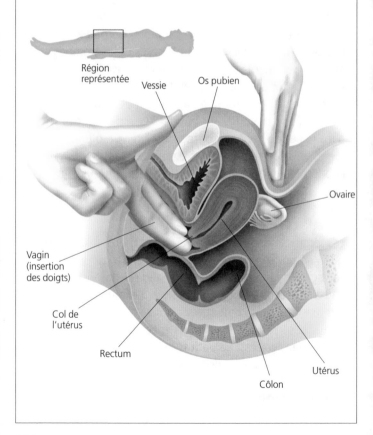

Région représentée

Vessie

Os pubien

Ovaire

Vagin (insertion des doigts)

Col de l'utérus

Rectum

Côlon

Utérus

facile. Les conditions de la salle d'examen peuvent laisser à désirer; le clinicien peut ne pas voir adéquatement vos organes génitaux, il peut manquer de tiges nécessaires au frottis ou le spéculum peut être froid. En outre, le médecin ou l'infirmière peut être nerveux ou inexpérimenté.

### Si le médecin est un homme
Un médecin homme peut hésiter à effectuer un examen interne sans la présence d'un chaperon, sauf en cas d'urgence. Il se peut que vous refusiez qu'un homme vous examine, même en présence d'un chaperon. Et si vous acceptez qu'il le fasse, vous pourriez être trop tendue pour que le médecin obtienne de bons prélèvements.

### Si vous êtes trop tendue
La tension ressentie au moment de l'examen peut avoir diverses causes. Vous pouvez être simplement embarrassée, surtout si vous ne savez pas dans quelles conditions se fera l'examen; par exemple, il arrive que des gens aillent et viennent dans la salle ou que le rideau qui sert à vous isoler ne soit pas bien fermé.

Parmi d'autres raisons, il faut compter les expériences troublantes du passé. Des femmes ont déjà subi un examen douloureux, eu un accouchement difficile, ou encore ont été violées ou victimes de sévices sexuels, cas tristes, mais malheureusement fréquents.

### Comment relaxer
Il est difficile de savoir comment aider une femme tendue à l'idée de subir un examen génital. Le médecin ou l'infirmière peut commencer par lui indiquer quelle

est la meilleure position et lui expliquer le déroulement de l'examen. Il est important de faire confiance à la personne qui fait l'examen et de rester calme.

Il importe de prendre la bonne position. Si la patiente incline son bassin et laisse le bas du dos reposer sur la table d'examen (comme dans la bascule du bassin), son col de l'utérus sera plus facile à voir. Par conséquent, l'examen en sera facilité.

Quand elle écarte ses jambes, elle peut sentir les muscles à l'intérieur de ses cuisses se contracter. Elle peut essayer une technique de rétroaction pour contrôler ces muscles : il s'agit de poser doucement ses mains sur les tendons là où les cuisses rejoignent le bassin ; la femme pourra les sentir et donc les relaxer. Si elle fait cet exercice à la maison d'abord, il sera plus facile, au moment de l'examen, de repérer le moment où elle devient tendue et de relaxer consciemment.

## POINTS CLÉS

■ Diverses cliniques procurent des soins contre les symptômes génitaux.

■ La plupart des hôpitaux ont sur place une clinique de médecine génito-urinaire. Des experts peuvent vous conseiller, vous faire subir des tests et vous administrer les traitements nécessaires.

■ Il est essentiel d'obtenir de l'aide professionnelle sans tarder si vous avez un symptôme génital, même si vous avez peur ou êtes embarrassée. Le personnel des cliniques de médecine générale, de planification familiale et de l'hôpital est habilité à vous aider à faire face à ces sentiments.

# Auto-assistance : infections urinaires et symptômes génitaux

## Hygiène personnelle
### Nettoyage

Vous devez vous rappeler de prime abord que votre appareil génital se nettoie de lui-même. Il faut procéder délicatement à toute autre forme d'hygiène afin de ne pas détruire l'équilibre fragile entre les micro-organismes et les sécrétions.

On a tendance à se laver davantage quand on soupçonne un problème. Se laver plus qu'une ou deux fois par jour est inutile; de plus, cela peut épuiser les huiles naturelles du corps.

Le nettoyage des parties génitales perturbe aussi la pellicule étanche qui recouvre la peau de la vulve. Cette pellicule devient opaque puis peut se desquamer, ce qui semble confirmer qu'une hygiène trop fréquente est anormale. Une vulve lavée trop souvent pourrait devenir ultra-sensible aux agents nettoyants irritants.

## Éviter les irritants

La peau de la vulve est hypersensible aux astringents liquides comme les déodorants vaginaux ou les antiseptiques, ainsi qu'au frottement. Plusieurs femmes observent que le savon, surtout le savon très parfumé, irrite les parties génitales sensibles. L'eau à son état naturel est préférable, bien que l'utilisation d'un savon non parfumé soit acceptable.

Il n'est pas facile d'éviter les irritants. Lorsque vous prenez une douche, par exemple, même si vous rincez vos parties génitales à l'eau claire, des résidus de savon ou de shampoing peuvent couler et envelopper la vulve. Il est recommandé de finir la douche par un rinçage à l'eau claire des organes génitaux ou par l'application d'une pommade aqueuse.

## Douche vaginale

Certaines femmes s'administrent une douche vaginale (à l'aide d'un petit boyau qui émet un jet liquide dans le vagin) ou encore utilisent des carrés de tissu éponge ou du savon pour nettoyer l'intérieur de leur vagin. Ces pratiques sont à proscrire, car elles peuvent nuire à la flore vaginale normale, voire causer les infections qu'on essaie de prévenir.

# Symptômes vésicaux

Vous pouvez soulager les symptômes (mais rarement éliminer la cause de l'infection des voies urinaires), soit une miction trop fréquente ou une sensation de brûlure à la miction, en augmentant votre débit urinaire en vue de vider votre vessie et en rendant votre urine plus alcaline. Ce geste réduit l'irritation causée par le passage de l'urine sur les parois de la vessie et de l'urètre. Faites l'essai de la « miction double » et du jus de canneberges.

## Démangeaisons ou douleurs vulvaires

Il a été question précédemment de l'inconfort vulvaire. Les conseils qui suivent sont des mesures générales qui peuvent apporter un soulagement d'urgence, mais qu'il faut faire suivre d'un traitement spécifique.

### Éviter les irritants

La peau est plus sensible lorsqu'elle est déjà enflée. Presque tout peut causer une irritation. Il est impératif de ne rien appliquer sur les parties génitales, notamment des irritants comme les astringents, des pommades ou des produits nettoyants antiseptiques, jusqu'à ce que vous connaissiez la cause du problème.

### Bains d'eau salée

Les meilleurs premiers soins contre les démangeaisons et les douleurs vulvaires consistent en des bains d'eau salée. Comptez 5 mL (1 c. à thé) de sel par demi-litre (2 tasses) d'eau. Cette concentration de sel équivaut environ au taux salin du sang et à celui de l'eau de mer.

Choisissez un bassin ou un contenant que vous réserverez à cet usage. Remplissez-le d'eau salée et baignez-y vos parties génitales pour un soulagement immédiat. Le bidet est idéal si vous en avez un, mais le bassin est tout aussi efficace.

Rincez ensuite votre vulve à l'eau claire. Les résultats de ce traitement étonnamment efficace se feront sentir sur-le-champ, bien qu'ils soient temporaires.

Certains médecins conseillent l'ajout de sel à l'eau du bain. L'eau salée est efficace, mais elle déshydrate la peau, ce qui peut se révéler inconfortable.

### Au frais et au sec

Il est important de garder la vulve au frais et au sec. Il est logique de prévoir une circulation d'air à cet endroit; pour ce faire, vous devez porter des vêtements amples afin de prévenir l'accumulation de transpiration. Assrez-vous aussi de choisir des vêtements faits de fibres absorbantes naturelles comme le coton.

La plupart des manuels d'auto-assistance conseillent le port de sous-vêtements de coton. Le jean moulant est déconseillé : en plus d'être serré, il cause des frottements contre les parties génitales.

Les bas sont préférables au bas-culotte (collant), car ce dernier est non absorbant et empêche l'air de circuler. Toutes ces astuces semblent aider, bien qu'aucune étude scientifique ne confirme leur efficacité.

Les démangeaisons vulvaires peuvent entraîner un besoin irrépressible de se gratter, surtout la nuit. Le port d'un pyjama de coton peut réduire le grattage durant votre sommeil.

## Médicaments en vente libre

Dans les cas les plus graves, une faible dose d'un anti-histaminique oral, habituellement en vente libre en pharmacie contre la rhinite allergique, peut diminuer les démangeaisons et vous aider à avoir une bonne nuit de sommeil.

En désespoir de cause, il arrive que les femmes essaient tout ce qu'elles trouvent dans l'armoire à médicaments. Certains produits vous aideront dans l'immédiat, mais peuvent aggraver votre problème à long terme.

Les pommades à base de stéroïdes (hydrocortisone, Betnovate[MD] ou Dermovate[MD]) sont très efficaces contre l'inflammation, mais leur effet est temporaire.

Évitez-les à moins que votre médecin lui-même vous les conseille, car il y a un risque que la vulve enflam-

## Premiers soins en cas de lésions ou de démangeaisons vulvaires

Bon nombre de méthodes peuvent contribuer à soulager la douleur et les démangeaisons vulvaires. Vous pouvez y faire appel en attendant le début de votre traitement.

- Évitez d'appliquer quoi que ce soit sur ou autour de la partie touchée.

- Faites tremper votre vulve dans de l'eau salée (5 ml/1 c. à thé de sel dans 0,5 L/2 tasses d'eau).

- Gardez la région génitale au frais et au sec le plus possible.

- Essayez de ne pas vous gratter, surtout la nuit.

mée en absorbe trop et que la peau s'en trouve lésée.

L'inflammation est la façon dont l'organisme se débarrasse de l'infection. L'application de pommades à base de stéroïdes peut aggraver les infections fongiques ou virales. Ces pommades peuvent être nuisibles à long terme, surtout dans le cas des pommades à base de stéroïdes fortes comme le Betnovate[MD] ou le Dermovate[MD]; l'hydrocortisone est beaucoup plus douce et moins problématique. En fait, elle est si faible qu'on peut se la procurer en vente libre.

Si vous croyez souffrir de candidose, vous trouverez de l'hydrocortisone en vente libre. En revanche, si vous ne savez pas de quoi vous souffrez au juste et que vous préférez subir un examen afin d'obtenir un diagnostic, évitez tout traitement avant le test, car cela peut compromettre le résultat.

## Prévention des infections transmises sexuellement

La période où il y a le plus de risque de contracter une ITS correspond aux trois premiers mois d'une nouvelle relation. Dans les sociétés occidentales, la plupart des gens pratiquent la « monogamie à répétition ». Alors qu'il est rare d'avoir un seul partenaire sexuel au cours de la vie, les gens en ont un seul pendant la durée de la relation. Les infections peuvent se transmettre lorsque les gens changent de partenaires sexuels.

Les condoms protègent contre les ITS, mais ils ne sont pas infaillibles, pas plus que leurs utilisateurs. Pour qu'il soit efficace, il faut enfiler le condom dès le début des préliminaires et le conserver jusqu'à la fin du rapport sexuel. La plupart des transmissions surviennent durant la période de stimulation, avant que le partenaire n'enfile le condom.

La meilleure forme de protection contre les ITS est de subir, votre nouveau partenaire et vous, un examen de dépistage en clinique génito-urinaire avant de vous adonner à des rapports sexuels sans protection.

## POINTS CLÉS

- La région génitale a son propre mécanisme autonettoyant. Il n'y a pas lieu de la laver à répétition ou trop souvent.

- Diverses mesures préventives et de premiers soins peuvent alléger les démangeaisons et la douleur vulvaires.

- Les trois premiers mois d'une nouvelle relation sont critiques quant à la transmission d'une ITS. Il est recommandé d'utiliser le condom au cours de cette période.

- Avant que votre partenaire et vous décidiez d'interrompre l'utilisation du condom, il est préférable de subir tous les deux un test de dépistage complet d'ITS.

# Glossaire

# Glossaire

**Anaérobie** : se dit d'un micro-organisme qui n'a pas besoin d'oxygène pour survivre. Il y a une grande quantité de micro-organismes anaérobies dans les cas de vaginose bactérienne.

**Antibiotiques** : médicaments qui agissent spécifiquement contre une bactérie (ils ne détruisent pas les virus). L'exemple le plus connu est la pénicilline qui inhibe la bactérie en perforant sa membrane cellulaire. Certains antibiotiques sont efficaces contre une variété de bactéries : ce sont les antibiotiques à large spectre. En revanche, certains d'entre eux ne réussissent qu'à traiter un nombre limité de bactéries : ce sont les antibiotiques à spectre étroit. Le métronidazole, un antibiotique à spectre étroit, détruit moins de types de bactéries vaginales naturelles et risquent moins de causer la candidose.

**Anticorps** : type de protéines sanguines générées par des cellules immunitaires en réponse à des micro-organismes envahisseurs comme des bactéries ou des virus. À l'occasion et à tort, les anticorps peuvent attaquer les régions saines de l'organisme, comme dans le cas des maladies auto-immunes.

**Asymptomatique** : porteur d'une maladie ou d'une affection sans présenter de symptôme.

**Bactéries** : micro-organismes vivants élémentaires, moins évolués que les protozoaires et plus évolués que les virus. Il existe des millions de bactéries différentes. Dans les parties génitales, elles peuvent causer des infections comme une infection des voies urinaires, une vaginose bactérienne ou une infection des follicules pileux. Les antibiotiques les élimineront.

**Biopsie** : petit échantillon de tissus prélevé après l'insensibilisation (l'anesthésie) de la région à évaluer. L'échantillon est envoyé en laboratoire, puis étudié au microscope afin de diagnostiquer le problème.

**Canal endocervical** : cavité dans le col de l'utérus qui conduit vers l'intérieur de l'utérus.

**Cautérisation** : traitement contre les verrues. Après qu'on a anesthésié la région affectée, les verrues sont enlevées (grattées) au moyen d'un mince filament brûlant.

**Col de l'utérus** : bande qui resserre le muscle à la base de l'utérus, permettant de garder le fœtus (le bébé) en place.

**Colonisation** : prolifération de micro-organismes à l'intérieur ou à l'extérieur du corps où ils vivent sans causer de problèmes.

**Cystite** : terme médical fréquemment utilisé pour décrire une infection des voies urinaires (IVU). Le mot vessie vient du grec cystis, un terme utilisé de nos jours en médecine. La cystite n'est par conséquent qu'une inflammation de la vessie. L'inflammation peut aussi être causée par les médicaments destinés à la chimiothérapie. La cystite n'est pas toujours un signe d'infection.

**Dispaneurie** : douleur ressentie durant la pénétration lors d'un rapport sexuel. Elle comprend deux volets : la dispaneurie superficielle (externe) et la dispaneurie profonde (interne, dans le bassin).

**Dysurie** : douleur à la miction. Elle résulte habituellement d'une irritation de l'urètre.

**Ectopie** : partie de la jonction squamo-columnaire de la portion vaginale du col qui génère des sécrétions visqueuses. La condition se manifeste souvent pendant les années de reproduction alors que l'œstrogène est à un taux très élevé, notamment durant la grossesse.

**Eczéma** : inflammation cutanée causée par une allergie ou ayant une origine inconnue. Cette forme d'eczéma peut se présenter sur plus d'une partie du corps.

**Endométriose** : dans l'endométriose, de petites portions de la muqueuse utérine se retrouvent à l'extérieur de l'utérus. Parmi les symptômes, on note les règles douloureuses (parfois même avant le début des règles), la dyspaneurie et, dans les cas plus graves, l'infertilité.

**Épithélium pavimenteux** : type de peau qui tapisse le vagin et s'étend jusqu'à la partie inférieure du col de l'utérus.

**Épithélium prismatique** : type de peau spécifique qui tapisse certains organes creux du corps, notamment l'utérus. Il couvre partiellement la surface du col de l'utérus et s'unit à la peau du vagin (l'épithélium pavimenteux) à la jonction squamo-columnaire.

**Épithélium** : mot du latin qui signifie « peau ». Couche superficielle de la peau ou toute paroi membranaire.

**Facteurs prédisposants** : conditions particulières qui, lorsque présentes chez une personne, peuvent accroître la possibilité de l'apparition d'autres troubles. En d'autres termes, il s'agit de facteurs de risque. Certaines thérapies antibiotiques, par exemple, peuvent prédisposer une personne (possibilité accrue) à un épisode de candidose.

**Faux négatif** : résultat négatif obtenu à un test même en présence de la maladie à l'étude.

**Faux positif** : résultat positif obtenu à un test même en l'absence de la maladie à l'étude.

**Fibromes** : nœuds musculaires en saillie sur la paroi utérine ou dans l'utérus. Parfois, il n'y a aucun symptôme, mais les fibromes peuvent provoquer des règles abondantes et douloureuses ainsi que l'infertilité. Les fibromes sont fréquents, surtout chez les femmes plus âgées.

**Flore bactérienne** : population de micro-organismes vivant dans le vagin. Le même terme sert à désigner l'ensemble des plantes. La flore dite « normale » est fort complexe, mais désigne l'équilibre des constituants d'un vagin en santé.

**Ganglions lymphatiques** : ils font partie intégrante du système immunitaire de l'organisme. Les ganglions lymphatiques situés dans l'aine peuvent faire saillie. Dans ce cas, on peut les sentir au toucher le long du sous-vêtement. Les ganglions peuvent être enflés et devenir douloureux au toucher si la vulve est infectée.

**Incubation** : processus durant lequel des cultures bactériennes sont gardées dans un climat propice qui permet leur prolifération, puis leur identification.

**Infection des voies urinaires (IVU)** : infection partielle ou totale des voies urinaires, causée par des bactéries. Les voies urinaires comprennent les reins, les uretères, la vessie et l'urètre. En temps normal, l'infection est confinée à la vessie et à l'urètre. Dans ce cas, le terme cystite est souvent utilisé.

**Inflammation** : réaction normale de l'organisme à une infection ou à des dommages. La région peut devenir rouge et enflée. Dans les cas plus graves, un fluide clair peut suinter de la lésion. Pire encore, il peut s'agir de pus ou de sang. Cette condition peut aussi survenir dans le cas des maladies auto-immunes, où les anticorps attaquent leur propre système immunitaire. L'inflammation qui accompagne habituellement une infection peut aussi se manifester sans cette dernière.

**Introïtus vaginal** : entrée (orifice) visible du vagin.

**Jonction squamo-columnaire** : endroit où l'épithélium prismatique et l'épithélium pavimenteux se joignent au col de l'utérus. Le site exact de la jonction varie au cours d'une vie. C'est aussi l'endroit où peut se développer un cancer du col de l'utérus.

**Lèvres** : du latin *labium* (singulier), *labia* (pluriel); il s'agit des lèvres de la vulve. Il y a deux types de lèvres vulvaires : les grandes lèvres et les petites lèvres.

**Lichen simplex ou névrodermite** : maladie de la peau caractérisée par un épaississement cutané accompagné de démangeaisons. Elle peut souvent être causée par des frottements.

**Maladie de Behçet** : maladie plutôt rare où des ulcères peuvent apparaître à la fois sur les parties génitales et dans la bouche. Elle cause parfois l'inflammation des veines.

**Maladie de Crohn** : maladie rare de l'intestin qui peut être douloureuse, en plus de causer des saignements et de la diarrhée. Les personnes atteintes souffrent souvent de lésions douloureuses et d'inflammation autour de l'anus et sur leurs parties génitales.

**Maladie inflammatoire pelvienne (MIP)** : infection de l'utérus et des trompes de Fallope causée par une chlamydia ou une gonorrhée. Elle peut causer l'infertilité.

**Maladies auto-immunes** : maladies caractérisées par une agression du système immunitaire contre l'organisme, à tort, causant de l'inflammation et même la cicatrisation des tissus normaux. Certaines maladies cutanées figurent parmi les troubles auto-immuns, notamment le psoriasis, le lichen scléreux et la maladie de Behçet.

**Médecine génito-urinaire** : nom de la spécialité médicale traitant des symptômes génitaux et des ITS. La plupart des hôpitaux ont une clinique génito-urinaire sur place où on peut obtenir des conseils judicieux sur les ITS. Le service est confidentiel.

**Ménopause** : période de la vie d'une femme où les taux de l'hormone œstrogène chutent et où les règles cessent. Ce phénomène survient vers l'âge de 51 ans (Royaume-Uni).

**Micro-organismes** : nom scientifique des microbes. Les micro-organismes dont il est question dans cet ouvrage (en commençant par les plus élémentaires) sont les virus comme celui de l'herpès; les bactéries responsables des vaginites bactériennes ou des infections urinaires; les levures comme le *Candida albicans* (candidose) et les protozoaires comme le *Trichomonas vaginalis*.

**Microscopie** : utilisation d'un microscope en vue de visualiser les micro-organismes comme des bactéries. La microscopie des sécrétions vaginales a pour but de détecter une candidose ou une gonorrhée.

*Molluscum contagiosum* : expression latine signifiant « maladie contagieuse »; infection virale se présentant sous forme d'excroissances ressemblant à de petites perles rondes, blanches et luisantes, qui peuvent se manifester partout sur le corps, bien qu'on les remarque le plus souvent sur les parties génitales de l'adulte. Cette infection peut être transmise sexuellement, mais peut aussi se propager par contact cutané direct, surtout chez l'enfant. On peut confondre ces excroissances avec des verrues.

**Mycélium** : filament mycélien fongique microscopique. Une infection de candidose est active lorsque le mycélium est dépisté dans le vagin.

**Œstrogène** : hormone sexuelle féminine dont le taux augmente à la puberté et durant la grossesse, et diminue après la ménopause. C'est l'une des composantes du contraceptif oral combiné (la pilule).

**Ovulation** : milieu du cycle menstruel; un follicule (semblable à un petit kyste) de l'ovaire se rompt et libère un œuf (ovule) prêt à être fécondé. À l'occasion, la rupture du follicule résulte en un saignement, causant des douleurs pelviennes entre les menstruations

**Papillome** : d'un mot grec qui signifie « inflammation ». Excroissance verruqueuse. Ce mot décrit des excroissances similaires à des verrues qui peuvent s'éta-ler sur tout le corps, mais surtout utilisé en lien avec la vessie. Les papillomes vésicaux peuvent devenir cancé-reux et on doit en faire l'ablation.

**Période d'incubation** : intervalle de temps entre l'introduction dans l'organisme d'un agent infectieux et la manifestation des premiers symptômes de la maladie.

**Prodrome** : ensemble des signes avant-coureurs d'un épisode ou d'une crise. Le prodrome de l'herpès, par exemple, présente une combinaison des symptômes suivants : malaise, douleur et picotements au bas du dos, douleur aux cuisses et picotement au site même où l'herpès se manifestera.

**Progestérone** : hormone sexuelle féminine qui augmente à la puberté et à la grossesse et qui diminue après la ménopause. La progestérone se trouve dans toutes les pilules anticonceptionnelles, y compris le contraceptif oral à base de progestérone seulement et l'hormonothérapie substitutive (HTS). C'est aussi l'ingrédient actif des injections contraceptives, des implants, des dispositifs intra-utérins à base de progestérone comme le Mirena[MD].

**Protozoaires** : micro-organismes unicellulaires, un échelon plus défini que la bactérie. *Trichomonas* et *Amoeba* sont des exemples de protozoaires.

**Pyélonéphrite** : infection rénale qui suit en général une infection de la vessie.

**Récurrences** : crises récidivantes d'une maladie.

**Sécrétion** : liquide qui suinte des tissus corporels en très faible quantité. Le liquide provient soit des glandes sécrétoires dont la fonction est de générer des fluides, soit de l'inflammation des tissus en réaction à des substances irritantes.

**Spéculum** : d'un mot latin qui signifie « miroir ». Instrument qui permet d'examiner visuellement le vagin.

**Symptôme** : indication que quelque chose ne va pas dans votre organisme ou la façon dont vous vous sentez. Le symptôme est une chose que vous observez chez vous, par exemple une bosse ou une douleur.

**Syndrome du côlon irritable** : maladie dans laquelle les parois intestinales deviennent très sensibles et ont à l'occasion tendance à avoir des spasmes douloureux. C'est une cause fréquente de douleur pelvienne chez la jeune fille. La condition doit être surveillée de près si la douleur persiste, surtout en présence de symptômes intestinaux comme la diarrhée ou la constipation.

**Tiges de prélèvement** : tige dont l'extrémité est enveloppée d'ouate, qu'on imbibe de sécrétions lors du prélèvement et qu'on envoie au laboratoire à des fins d'analyses. La plupart des gens ont subi ce type de prélèvement dans la gorge afin de dépister la bactérie responsable de leur mal de gorge. Un prélèvement semblable est effectué dans le vagin ou sur l'urètre en vue de dépister une infection génitale.

***Trichomonas vaginalis*** : protozoaire qui cause une infection dans le vagin, provoquant de la douleur et des sécrétions.

**Uretère** : tube qui transporte l'urine du rein à la vessie, où elle est stockée jusqu'à la miction à travers l'urètre. Il y a deux uretères, l'un à droite et l'autre à gauche de l'organisme.

**Urètre** : tube qui permet l'évacuation de l'urine de la

vessie vers l'extérieur. Il s'ouvre sur la vulve chez la femme.

**Vaginisme** : spasmes musculaires au niveau des cuisses et du col de l'utérus qui empêchent la pénétration lors d'un rapport sexuel.

**Vaginose bactérienne** : infection causée par un déséquilibre bactérien dans le vagin qui peut entraîner des sécrétions vaginales malodorantes (odeur de poisson).

**Virus de l'herpès simplex (VHS)** : nom du virus responsable de l'herpès génital et des boutons de fièvre.

**Virus du papillome humain (VPH)** : nom d'un groupe de virus qui font apparaître des verrues chez l'être humain. Certains virus de cette catégorie sont confinés aux régions génitales, soit les types 6, 11, 16, 18 et 32.

**Virus** : micro-organismes infectieux vivants qui existent depuis des milliers d'années. Sur les parties génitales, ils causent des maladies comme l'herpès et les verrues génitales. Il n'y a pas de traitements efficaces contre la plupart des virus. L'acyclovir utilisé contre l'herpès constitue une rare exception. Les antibiotiques n'éliminent pas les virus.

**Vulve** : la région externe, une portion de peau visible, comprend le clitoris, l'orifice de l'urètre, les grandes lèvres, les petites lèvres et l'ouverture du vagin, ou introïtus.

**Vulvodynie** : d'un mot grec qui signifie « vulve douloureuse ». La vulvodynie est une condition peu connue. Son symptôme principal est une sensation de brûlure à la vulve. Rien n'est apparent et les tests sont négatifs. La vulvodynie s'améliore avec le temps.

# Vos pages

Nous avons inclus les pages ci-après en vue de vous aider à gérer votre maladie et son traitement.

Avant de fixer un rendez-vous avec votre médecin de famille, il serait utile de dresser une courte liste des questions que vous voulez poser et des choses que vous ne comprenez pas afin de ne rien oublier.

Certaines des sections peuvent ne pas s'appliquer à votre cas.

## Soins de santé : personnes-ressources

Nom :

Titre :

Travail :


Tél. :


Nom :

Titre :

Travail :


Tél. :


Nom :

Titre :

Travail :


Tél. :


Nom :

Titre :

Travail :


Tél. :

## Antécédents importants – maladies/
## opérations/recherches/traitements

| Événement | Mois | Année | Âge (alors) |
|---|---|---|---|
| | | | |
| | | | |
| | | | |
| | | | |
| | | | |
| | | | |
| | | | |
| | | | |
| | | | |
| | | | |
| | | | |
| | | | |
| | | | |
| | | | |
| | | | |
| | | | |
| | | | |
| | | | |
| | | | |
| | | | |

**Rendez-vous pour soins de santé**

Nom :

Endroit :

Date :

Heure :

Tél. :


Nom :

Endroit :

Date :

Heure :

Tél. :


Nom :

Endroit :

Date :

Heure :

Tél. :


Nom :

Endroit :

Date :

Heure :

Tél. :

## Rendez-vous pour soins de santé

Nom :

Endroit :

Date :

Heure :

Tél. :


Nom :

Endroit :

Date :

Heure :

Tél. :


Nom :

Endroit :

Date :

Heure :

Tél. :


Nom :

Endroit :

Date :

Heure :

Tél. :

**Médicament(s) actuellement prescrit(s)
par votre médecin**

Nom du médicament :

Raison :

Dose et fréquence :

Début de l'ordonnance :

Fin de l'ordonnance :


Nom du médicament :

Raison :

Dose et fréquence :

Début de l'ordonnance :

Fin de l'ordonnance :


Nom du médicament :

Raison :

Dose et fréquence :

Début de l'ordonnance :

Fin de l'ordonnance :


Nom du médicament :

Raison :

Dose et fréquence :

Début de l'ordonnance :

Fin de l'ordonnance :

**Autres médicaments/suppléments que vous prenez sans une ordonnance de votre médecin**

Nom du médicament/traitement :

Raison :

Dose et fréquence :

Début de la prise :

Fin de la prise :


Nom du médicament/traitement :

Raison :

Dose et fréquence :

Début de la prise :

Fin de la prise :


Nom du médicament/traitement :

Raison :

Dose et fréquence :

Début de la prise :

Fin de la prise :


Nom du médicament/traitement :

Raison :

Dose et fréquence :

Début de la prise :

Fin de la prise :

**Questions à poser lors des prochains rendez-vous**
(Note : N'oubliez pas que le temps que peut vous consacrer
votre médecin est limité. Il est donc préférable d'éviter les
longues listes de questions.)

**Questions à poser lors des prochains rendez-vous**
(Note : N'oubliez pas que le temps que peut vous consacrer
votre médecin est limité. Il est donc préférable d'éviter les
longues listes de questions.)

**Notes**

**Notes**

**Notes**